FANGCANG YIYUAN GUANLI YUNXING GONGZUO FANG'AN

方舱医院管理运行工作方案

——以革命历史博物馆方舱医院为例

王占国　石向荣　曲　琳　徐永胜　　主编

内蒙古科学技术出版社

图书在版编目（ＣＩＰ）数据

方舱医院管理运行工作方案 : 以革命历史博物馆方舱医院为例 / 王占国等主编. -- 赤峰 : 内蒙古科学技术出版社, 2024. 7. -- ISBN 978-7-5380-3722-7

Ⅰ. R197.5

中国国家版本馆CIP数据核字第2024R4Q536号

方舱医院管理运行工作方案——以革命历史博物馆方舱医院为例

主　　编：王占国　石向荣　曲　琳　徐永胜
责任编辑：张继武　萨日朗
封面设计：王　洁
出版发行：内蒙古科学技术出版社
地　　址：赤峰市红山区哈达街南一段4号
邮购电话：0476-5888970
印　　刷：内蒙古爱信达教育印务有限责任公司
字　　数：152千
开　　本：787mm×1092mm　1/16
印　　张：7
版　　次：2024年7月第1版
印　　次：2024年8月第1次印刷
书　　号：ISBN 978-7-5380-3722-7
定　　价：50.00元

如有印装质量问题，请与我社联系。电话：0476-5888926　5888917

编委会

主　编: 王占国　石向荣　曲　琳　徐永胜

副主编: 刘宏伟　吴万宝　夏慧琳　姜海燕

编　委（按笔画排序）: 于　磊　大　阳　王　鹏　王永祥　乌日汗　白　茹　白晓宇　吕承锟　朱丹丹　刘爱华　李　琼　李昊雪　李星宇　李家曦　李慧敏　杨　乾　吴　燕　吴师尧　张　磊　依兰娜　姚志强　贺乐平　项雪莲　高　远　郭　浩　董寅炜　谢　添　雷　明　魏兴华　魏宝刚

校　稿（按笔画排序）: 王　鹏　吕承锟　朱丹丹　吴师尧　张　磊　姜海燕　谢　添

目　录

第一章　方舱医院概述……1

第一节　方舱医院的概念及建设背景……1

一、概念……1

二、建设背景……1

第二节　设置规范、任务、要求……1

一、设置规范……2

二、工作任务……4

三、管理要求……4

第三节　革命历史博物馆方舱医院概况……5

一、基本情况……5

二、运行管理……7

三、人员配备……9

第二章　方舱医院组织架构及职责……10

第一节　方舱医院联合机制总指挥部……10

一、联合机制总指挥领导组织……10

二、综合部……11

第二节　方舱医院运行保障工作指挥部……12

一、运行保障工作指挥部领导组织……13

二、运行保障工作指挥部管理机构……13

第三章　方舱医院管理制度体系……16

第一节　运行管理……16

一、党委会……16

二、调度会……16

三、各工作部（组）工作部署会……17

第二节　行政管理……17

一、值班制度……17
二、人员管理制度……18
第三节　质量管理……19
一、方舱医院质量管理组织……19
二、方舱医院质量考核组织……19
三、病区质量管理小组……19
四、医疗质量个体管理……19
五、质量管理考核模式……20
六、质量管理各级组织工作职责……20
七、质量考核程序……21
八、质量考核要求……21
第四节　医疗管理……22
一、患者安全管理……22
二、医疗队伍管理……30
三、医疗服务管理……31
四、医疗质量管理……32
第五节　护理管理……33
一、护理工作流程……33
二、护理制度……35
第六节　感控管理……38
一、医院感染防控工作制度……38
二、感控专职人员工作制度……39
三、感控督导员工作制度……39
四、防护用品选用原则……40
五、清洁区清洁消毒制度……40
六、污染区清洁消毒制度……41
七、方舱CT院感染防控制度……42
八、诊疗器械、器具与物品清洁消毒制度……43
九、终末消毒制度……44
十、防护用品脱卸区清洁消毒制度……45
十一、更衣室清洁消毒工作制度……45
十二、通勤车辆清洁消毒制度……45

十三、医疗废物处置制度……46
十四、工作人员管控制度……47
十五、闭环酒店管理制度……48
十六、工作人员核酸检测制度……49
十七、环境物表新冠核酸监测制度……50
十八、感控培训考核制度……51
十九、感控巡查整改制度……52
二十、感控相关工作流程……53
第七节 出入院管理……58
一、出入院部管理制度……58
二、入院管理制度……59
三、出院管理制度……59
四、方舱医院患者入舱、出舱流程……59
第八节 后勤保障管理……61
一、消防设施管理制度……61
二、给排水制度……61
三、物资管理制度……62
四、餐饮预定管理制度……63
五、车辆管理制度……64
第九节 医工药学管理……64
一、医疗器械管理……64
二、药事管理……66
三、方舱CT管理……71
第十节 应急管理……72
一、突发纠纷事件应急预案……72
二、停水停电应急预案……72
三、消防事件应急预案……73
四、医护人员突发不适的应急预案及流程……74
五、方舱医院网络事件应急预案……78
六、出入院工作预案……80
七、极端气候应急预案……81
八、舆情预案……82

第四章 方舱医院实战经验分享 …… 83
案例1：用党性凝聚人心，约束队伍，严明纪律 …… 83
案例2：未雨绸缪，方能从容不迫 …… 83
案例3：开设舱内广播站，搭建信息传播平台 …… 84
案例4：开办培训学校，构建方舱医院感控文化 …… 85
案例5：建立青年突击队，做防疫保障的先锋 …… 85
案例6：开办“医护小讲堂”，培养方舱“全科医护” …… 86
案例7：优化转运流程，保障患者生命安全 …… 87
案例8：加强人文关怀，患者陪护一同进舱 …… 88
案例9：练习沟通技巧，处理患者滞留问题 …… 88
案例10：舱外信息工作站降低了医务人员感染风险 …… 89
案例11：全程腕带管理，筑牢患者安全防线 …… 89
案例12：发挥中药在新冠疫情救治中的重要作用 …… 90
案例13：双院紧密联动，保障急危重症救治 …… 91
案例14. 提升医疗质量是医院永恒的主题 …… 91
案例15：强化病历管理，提高病历书写质量 …… 92
案例16：把志愿者团队打造成为医务人员的左膀右臂 …… 93
案例17：开通舱内热线，缓解患者诉求压力 …… 93
案例18：制定发放标准，实现医用防护用品精准发放 …… 94
案例19. 托管医院托底保障，应对方舱药械品种不全 …… 95
案例20：巧用舱内志愿者解决药品配送难题 …… 95
案例21：备用药品和抢救药品满足危急重症用药需求 …… 96
案例22：在方舱医院开展药物真实世界研究 …… 96
案例23：用心做好闭环酒店保障工作，守护“逆行者” …… 97
第五章 “红色”基因攻坚克难，“革命”方舱护佑生命 …… 99
一、一个指挥体系，汇聚多方合力 …… 99
二、两套运行机制，内外高效联动 …… 100
三、三重困难挑战，统筹应对有方 …… 100
四、四支硬核队伍，铸造坚强堡垒 …… 100
五、五大特色亮点，运行效率显著 …… 101

第一章　方舱医院概述

第一节　方舱医院的概念及建设背景

一、概念

“方舱医院”原为解放军野战机动医疗系统的一种，是快速、大量、集中收治新冠肺炎轻症患者及无症状感染者的临时性替代医院的场所，可在隔离酒店和定点医院之间发挥“下收上转”的作用，可充分保障患者生命安全和有效医疗救治时间。

二、建设背景

随着呼和浩特市新冠肺炎BF.7致病毒株感染病例数量不断攀升，医疗资源特别是收治感染者的病床数量不足，导致相当部分的感染者无法及时收入定点医院隔离治疗。为坚决贯彻落实习近平总书记关于打赢新冠肺炎疫情防控阻击战的重要讲话指示批示精神，以及习近平总书记在中共中央政治局常务委员会会议上的重要讲话精神，落实党中央、国务院决策部署，从源头上控制疫情的发生、发展，实现科学施策、分类救治，有效控制传染源、切断传播途径，提高治愈率、降低病死率的目标，经内蒙古自治区、呼和浩特市两级疫情防控指挥部决定，由内蒙古自治区人民医院托管革命历史博物馆方舱医院，集中收治新冠肺炎确诊病例轻症患者及无症状感染者。

（撰写人：王鹏；审核人：姜海燕）

第二节　设置规范、任务、要求

为了规范方舱医院建设、管理和使用，国家先后两次对方舱医院建设提出设置管理规范。

一、设置规范

（一）设置标准

1. 落实“医患分离、洁污分离”相关要求，设置“三区两通道”（污染区、半污染区、清洁区，医务人员通道、患者通道），可将患者诊疗区作为污染区，在医务人员出入口外设置清洁区。具体要求如下：

（1）污染区包括轻症患者接收诊疗的区域，如病室、护士站、处置室、污物间以及患者入院出院处理室。

（2）清洁区包括更衣室、值班室及库房。

（3）半污染区指位于清洁区与污染区之间，有可能被患者血液、体液等污染的区域，包括医务人员办公室、治疗室、护士站、医疗器械处理室等。

（4）通道数量设置应满足满负荷收容时医务人员及患者进出需要。

2. 结合方舱医院总床位规模和本地实际，合理划分方舱医院内部分区，每床位净使用面积不少于6米^2/床，每20张床作为一个单元设置必要的隔断设施，将每200~300张床位作为一个病区，设置一个护士站、物资和药品储备间，实行分区设置、分区管理、梯次启用。

3. 各区域应设置明显标识或隔离带，病床区应做好床位分区、男女分区，每个分区应有2个疏散出口，分区内任一点至分区疏散出口的距离不大于30米，分区间应形成消防疏散通道且宽度不宜小于4米，疏散楼梯间或高大空间安全出口净宽度按100人不小于1米计算。疏散指示标识要清晰，建筑材料宜选择防火材料。

4. 病患和医护人员厕所须分开设置，厕所数量按照男厕每10人/蹲位、女厕7人/蹲位配置，所有厕所排泄物均需按照传染病医院要求严格管理，严禁直接外排。

5. 规范建设院区污废水排放、医疗废弃物处置等设施，设置适度的患者活动空间。

6. 无障碍设计：主要出入口及内部医疗通道应有到达各医疗部门的无障碍通道。

7. 方舱医院入口处应设置足够量的救护车停车位。

（二）床位设置

方舱医院患者收治区可以划分为若干个护理组，每个护理组建议设置20张床位，平行的两床间净距不小于1.2米，并设置床头柜，双排床位（床端）之间的通道净距离不宜小于1.4米，单排床时，床与对面墙体间通道净宽不宜小于1.1米。护理组内通道宽度不小于1.6米，护理组之间宜采用2.5米高的轻质不透气隔断进行分隔，有条件的可在病床间增加隔板或隔帘，来满足患者之间的隐私需求。患者收治区建议每病区应配备2张抢救床位，护士站到最远病房门口的距离不宜超过30米。

（三）人员配备

1. 管理人员：行政院长1名，医疗负责人1名，护理负责人1名，感控负责人1名，后勤负责人1名，感控专职人员至少4名。

2. 医务人员：

（1）医生：医护比按照1∶5配备。

（2）护士：护患比按照0.2∶1配备。

3. 感控：专职感控人员与患者比按照1∶100配备。

4. 保洁：保洁与患者比按照1∶100配备。

5. 保安：保安与患者比按照2∶100配备。

6. 警察：警察与患者比按照1∶100配备。

7. 放射线人员：每班1人在岗，6小时一班次，至少配备4人。

8. 检验人员：每班1人在岗，6小时一班次，至少配备4人。

（四）设备设施

1. 建立医疗信息化系统。要建立清洁区和污染区信息互联互通的医生护士工作站，具备电子病历系统和信息统计系统，有条件的应有患者身份识别系统等。

2. 建立病区视频监测系统。指挥部、清洁区能通过视频监测系统实时监测到病房全景和局部情况。

3. 配备必要医疗设备、药品和器械。要配置具有核酸检测能力的移动检测车和移动CT车，配备常用药品、输液架、氧气瓶及配套用品听诊器、电子血压计、体温测量仪、血氧饱和度监测仪、轮椅、平车和必要的抢救药品、简易呼吸器、监护仪、除颤仪、无创呼吸机等。

4. 配齐其他相关设备物资。病区医务人员配备移动电话、对讲机等通信设备。防护物资根据实际情况测算配备。

5. 配备消防设施设备。按照现行《建筑设计防火规范》和《发热病患集中收治临时医院防火技术要求》等相关规定，做好消防设计，配备相应的消防设施设备。

（五）设置要求

1. 方舱医院的建筑布局及机电系统设置应满足疫情防控要求，并符合平时及应急时功能需要。应制定平时与应急时功能及系统快速转换方案，做好物资储备、日常演练工作。

2. 方舱医院应为收治人员提供安全、实用的治疗、康复环境，为医护工作人员提供安全、便捷的工作条件。场地环境、材料、室内色彩等设计和选择，应充分考虑使用人群的生理和心理需求。

3. 方舱医院应设置具有明确引导、管理等功能的标识系统。

4. 方舱医院应充分利用信息化手段，加强安全防范、健康监测、感染控制、物资配送、设备运行维护等动态管理，在保证治疗效果、效率基础上降低医护工作人员工作强度。

5. 方舱医院应综合考虑平时及应急时的功能，建筑、结构、机电、消防、环保、节能、无障碍等各专业设计应符合国家、地方相关建设标准、规范、文件要求。

二、工作任务

1. 方舱医院应统筹考虑日常和应急使用需要，合理确定使用功能。平时可做日常设施使用，应急时能够快速、顺畅转化为医疗收治、救治场所，做到平急结合，应急优先。

2. 方舱医院应按照快速集中收治、闭环流程管控、分类同质管理、洁污分区分流的基本原则，做到环境安全、生物安全、防疫安全、结构安全、消防安全、质量可靠。

三、管理要求

1. 方舱医院采取地方政府保障、医院托管的模式建立管理体系。

2. 所在地县（区）级人民政府要履行属地管理责任，明确1名政府相关负责人对接医院日常管理工作，统筹组织后勤、城管、消防、公安、应急、环保等工作力量，全力保障方舱医院正常运行。

3. 当地卫生健康行政部门要指定一家综合实力强、救治水平高的医疗机构作为方舱医院的托管医院，具体负责方舱医院整体运行；要组织相关医院派出医疗、护理、院感、信息、后勤、管理等人员组成医疗队，整建制接管相关病区。

4. 承担托管任务的医院要派出强有力的管理团队，并指派一名管理经验丰富的院领导担任院长。

5. 建立临时党委领导下的院长负责制，完善内部运行、管理的各项制度和工作方案，形成清晰的内部管理与工作流程，做好感染者收治、转院、出院的院内外衔接工作。

（撰写人：王鹏；审核人：姜海燕）

第三节　革命历史博物馆方舱医院概况

一、基本情况

内蒙古革命历史博物馆位于呼和浩特市如意河东侧，机场路南辅路以南，万通路以东，其地理位置远离居民区，占地面积约30000米^2。整体建筑高度为47米，建筑面积共135775米^2，其中地上建筑4层，共105775米^2，包括公共大厅、展厅、学术教育区、实景体验馆及餐饮体验区等。地下1层，共30000米^2，主要包括报告厅、地下停车场、职工食堂及设备机房等。

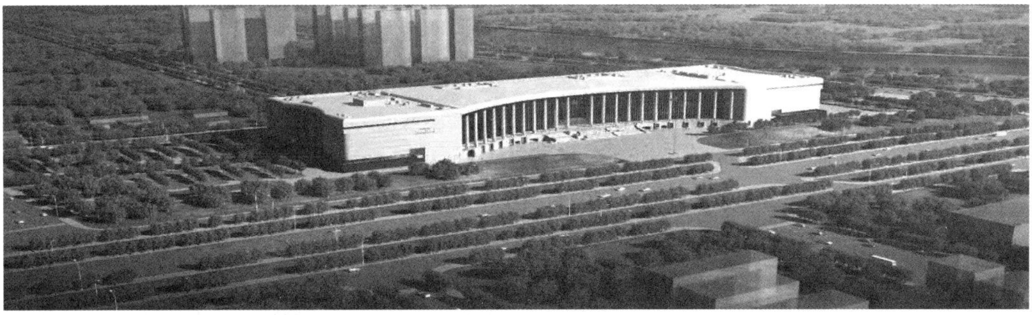

2022年9月28日，呼和浩特市发生新冠肺炎疫情，此次新冠肺炎致病毒株为奥密克戎BF.7，具有传播隐匿、传染力强和潜伏期短的特点，在全市范围内造成了较大范围的传播。为了有效缓解呼和浩特市疫情，10月8日，经研究决定将内蒙古革命历史博物馆改造为方舱医院，由内蒙古自治区人民医院托管，成为继敕勒川1、2号方舱医院之后的呼和浩特市第三个方舱医院。

内蒙古自治区人民医院接到托管通知后，于10月9日派首批40人的工作队进入革命历史博物馆方舱医院，与呼和浩特市政府建设及保障团队共同配合，按照国家新冠肺炎方舱医院设置管理规范，对内蒙古革命历史博物馆进行建设改造，内部设置为清洁区、半污染区、污染区，医护人员通道、患者通道及医废通道各功能分区，实行分区管理。1至4层24个展厅划分为24个病区，以英文字母A~X为标识，核定床位3656张，并将负一层停车场设置为出院患者等候区。经过58小时的紧张筹备，内蒙古革命历史博物馆方舱医院于10月11日18时40分正式开舱，由天津市医疗队及河北省医疗队负责医疗任务，内蒙古自治区人民医院派出管理团队负责运营管理。

一层4个病区，A区床位84张，B区床位192张，C区床位196张，X区床位424张，如下图：

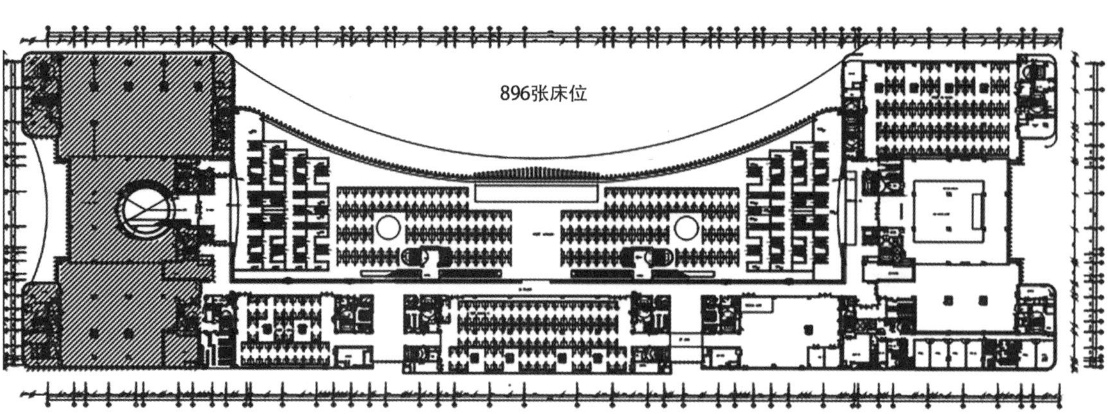

一层平面图 1：150
本层面积25898m²

二层5个病区，D区床位180张，E区床位118张，F区床位171张，G区床位165张，H区床位51张，如下图：

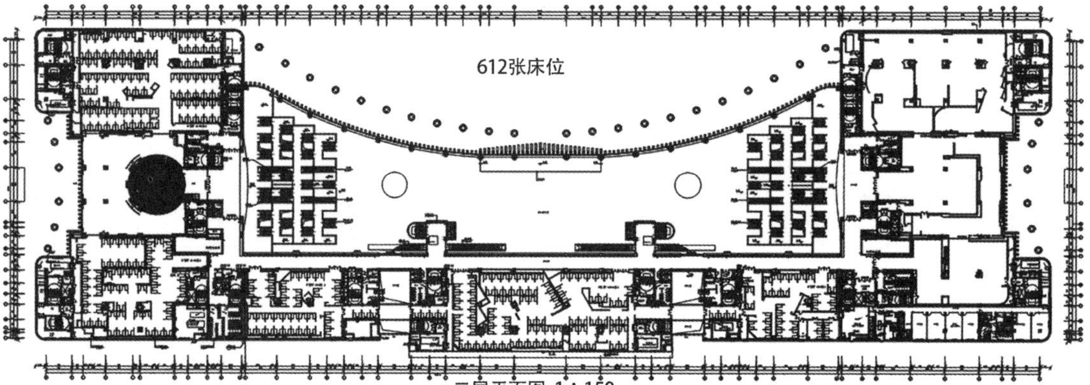

二层平面图 1：150

三层7个区，L区床位165张，M区床位56张，N区床位99张，O区床位228张，I区床位162张，J区床位99张，K区床位68张，如下图：

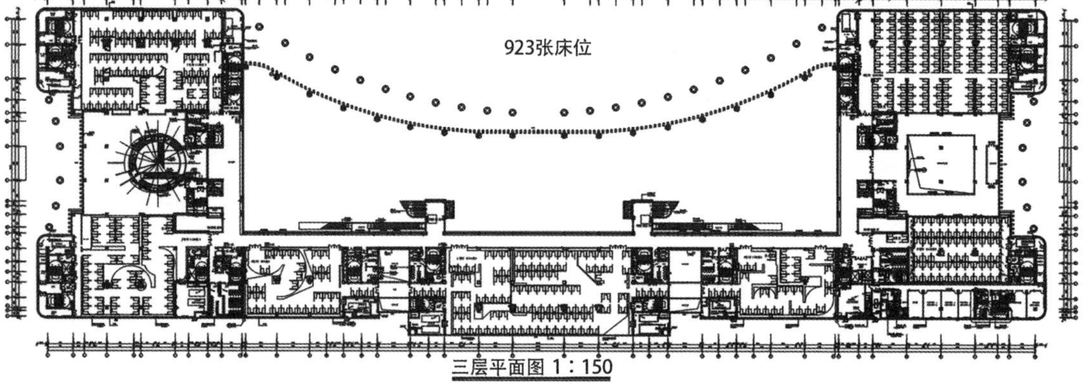

三层平面图 1：150

四层8个区，S区床位193张，T区床位107张，U区床位121张，V区床位144张，W区床位224张，P区床位227张，Q区床位146张，R区床位117张，如下图：

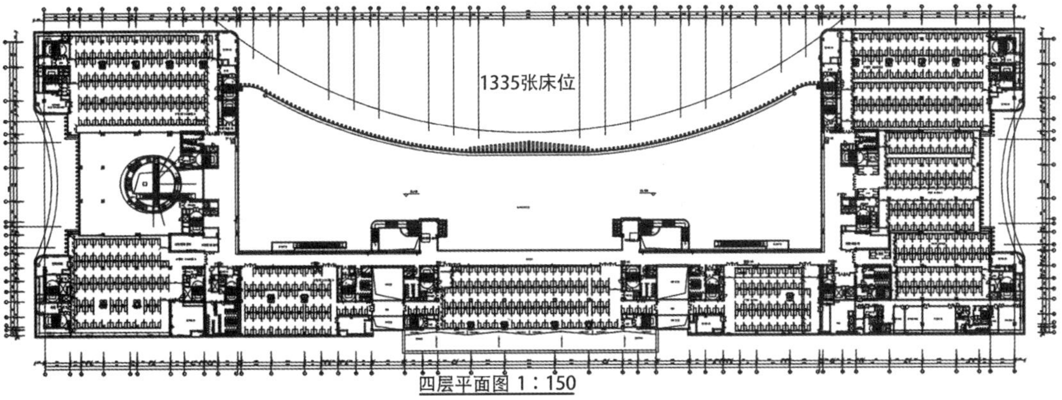

四层平面图 1：150

二、运行管理

革命历史博物馆方舱医院从2022年10月9日开始筹建到2022年12月10日正式休舱，经历了63天的管理运行。作为单体最大方舱、开放床位最多、收治患者最多的方舱医院，在面临建设时间短、收治任务重、人员组成复杂等各类问题时，始终秉承“边建设、边收治、边改造、边完善”和“发现问题、及时解决”的务实精神，顺利完成了方舱医院的各项工作任务。简单概括可以分为以下三个阶段。

建用并行期：方舱医院开舱初期，面对疫情防控形势的复杂严峻、筹备时间短暂局促和基础设施条件不达标的形势，为更好完成革命历史博物馆方舱医院管理工作，快速组织各医疗队和全体工作人员统一思想、步调一致。10月14日，方舱医院决定成立临时党委，全面贯彻指导督促落实革命历史博物馆方舱医院指挥部的各项具体工作，指挥部分设联合机制指挥部及运营保障指挥部，在临时党委的领导下，两部各司其职，各负其责，相互配合，保障工作有序运行。同日获批革命历史博物馆方舱医院为内蒙古自治区人民医院执业地点。在革命历史博物馆方舱医院基础设施条件改造困难的情况下，医院加派感控人员，在感控部的统一指挥督导下，有效保障了方舱内医务人员和三保人员的相对安全，大大降低了院内感染风险和工作人员减员情况的发生。同时派驻由分管院长牵头组成的舱内工作部，对舱内整理情况进行现场巡查、研判、处理，有效稳定了舱内各项秩序。同时为做好与省级医疗队交接工作的准备，方舱医院在医院本部快速召集组建医疗梯队，随时准备接手方舱医疗任务。

高效运行期：临时党委每日召开党委会、调度会，列台账，拉清单，日清日结，协调解决舱内外各工作组遇到的实际问题，对工作中涌现出的先进集体和个人进行表彰。10月15日，社会面收治需求剧增，方舱医院接到上级指令后，首次将实际床位数超核定床位数运行，在15—18日运行达到4000张床位，后收治患者数逐渐回落到核定床位数，但仍满负荷状态运行。10月31日及11月1日，在满负荷运转的情况下，方舱医院连续两次连夜扩增床位以满足急增病例收治的需求，多部门联合行动，连续两日均单日扩增床位500张，在保证舱内各项工作正常运行的情况下，10月31及11月1日均收入千余名患者，极大地满足了患者收治需求，而方舱核定床位数也由3656张扩充到了4539张，成为收治病例最多、负荷最重的方舱医院。扩充床位后，包括医务工作在内的其他日常管理工作负荷加重，方舱医院临时党委及时组织志愿者招募工作，成立志愿服务管理工作专班、志愿者临时党小组、志愿者服务工作总队，协助完成各类物资餐食发放、医疗协助、环境保洁等日常工作。患者人数趋于饱和，面对患者繁杂多样的需求，舱内增设24小时方舱热线，畅通患者与方舱的沟通渠道，倾力解决患者诉求，革命历史博物馆方舱也是本轮疫情中唯一设有舱内热线的方舱医院。为保障医疗安全，确保各项工作高效运行，方舱医院通过健全管理体系，不断完善各项规章制度，优化相关处理流程，严格控制各环节质量管理，力争快速提高患者转阴出舱率，多次开展各类风险隐患大排查清查行动，排风险、堵漏洞，实现了安全事件零发生，并通过开通舱内广播站、开展舱内健康宣教、组织最美病区评比等活动丰富舱内生活。

有序收尾期：疫情防控形势趋于平稳，整体向好，方舱医院工作进入收尾期。方舱医院临时党委加大院外工作保障队的力量，组织进行物资清点工作，摸清底数，杜绝浪费。为防止思想松懈，方舱医院临时党委多次强调安全的重要性，并组织开展高频次安全排查、消防检查，防止次生灾害衍生，保证方舱医院安全运行。面对突如其来的呼和浩特市大幅度降温的恶劣天气，舱内患者保暖诉求激增，方舱医院临时党委及时申请增加保暖设施、核减床位，逐一动员一、二层患者转移至保暖条件相对较好的三、四层病区，关闭一、二层低温病区。随着国家对新冠肺炎政策的调整，方舱医院第一时间积极响应，及时有序对接呼和浩特市疫情防控指挥部及各旗县区，联系车辆转送患者，确保患者安全有序回家。

革命历史博物馆方舱医院作为内蒙古自治区最大的方舱医院，经历建用并行期、高效运行期、有序收尾期三个时期，以建立临时党委统一指挥协调，保证组织领导；以建立联合机制指挥部，保障方舱医院内部工作日常运行；以建立运营指挥部，保证方舱医院外部社会保障平稳有序。对现有硬件条件改造，逐步符合方舱医院安全运行标准；增设方舱内部热线，对舱内预计出现的社会问题就地消化，防止造成更大范围社会影响；实时加派出入舱工作人手，增设出舱工作专班，对接属地和社区，快速转运出舱人员，提高方舱运行效率。各项工作在实际运行过程中，根据形势变化，适时调整，确保方舱医院高质量、平稳、安全运行。

三、人员配备

（一）管理团队

内蒙古自治区人民医院相继派出180余人的管理团队进驻方舱医院进行日常管理。这些人政治素质过硬，具有较强的责任心和担当意识，同时具备较强协调能力和沟通能力。为保证舱内患者生命安全，工作有序平稳高效运行，由一名托管医院业务副院长带领55名专业素养强的医护人员，组成方舱医院舱内工作部，负责舱内综合巡查、医疗巡查、核酸采样等工作任务。

（二）舱内医疗队

在方舱医院运行的63天里，先后共有6支医疗队进驻进行医疗工作，医疗队以每4小时为一班次，实行24小时轮流值班制，确保新冠肺炎感染者的日常诊疗及监测工作。

（三）保障人员

为确保各项保障工作落实到位，方舱医院先后抽调安保人员、保洁消杀人员、物业保障人员全力保障各项工作平稳有序进行。

（四）收治情况

革命历史博物馆方舱医院设置标准床位3656张，根据疫情收治需求，最多时床位增至4539 张，最大程度地解决了呼和浩特市新冠肺炎阳性病例集中收治的困难。从10月11日开舱以来，截至12月10日休舱，历时61天，按核定标准床位3656张计算，床位周转率约为5.97次，平均住院日为6.59天，药物使用率为75.43%，病例完成率为99.85%，患者抢救成功率为100%。进舱患者出舱率为95.42%，因特殊原因转诊至其他医疗机构的转诊率为4.57%，急性病转诊率仅为0.3%。

（撰写人：姜海燕、吴师尧；审核人：于磊）

第二章　方舱医院组织架构及职责

领导组织为方舱医院临时党委，下设方舱医院联合机制总指挥部和方舱医院运行保障工作指挥部：

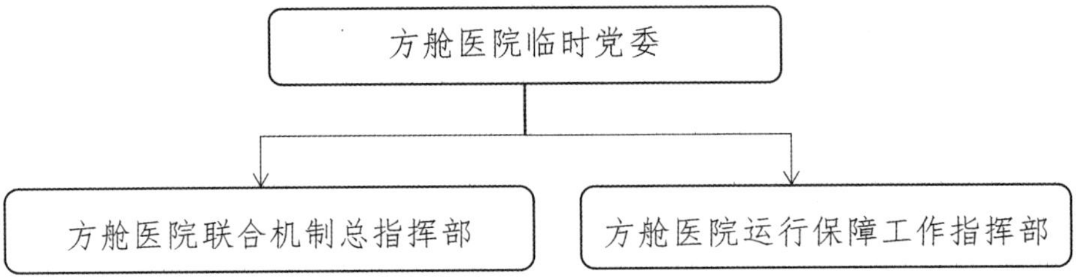

第一节　方舱医院联合机制总指挥部

方舱医院联合机制总指挥部由内蒙古自治区卫生健康委员会、属地政府卫生健康委员会、托管医院主要负责人组成，总指挥部内设有综合部，负责执行传达总指挥部指令，保障指挥部日常运转，统筹协调各项工作，为指挥部决策提供各项参考依据。

一、联合机制总指挥领导组织

总指导：由内蒙自治区卫生健康委员会指派人员负责，指导方舱医院运行管理等相关工作。

总监督：由内蒙古自治区卫生健康委员会指派人员负责，监督协助方舱医院日常运行管理。

总协调：由属地卫生健康委员会派驻，协调方舱医院运行过程中遇到的相关问题及保障需求。

指挥长（院长）：全面主持方舱医院工作。

副指挥长（副院长）：分管运行保障工作，协调方舱医院运行保障工作指挥部，协助指挥长做好方舱医院各项运行保障工作。

副指挥长：分管感染控制工作，协助指挥长做好方舱医院感染控制工作。

副指挥长（副院长）：分管舱内日常医疗、护理、管理工作。

二、综合部

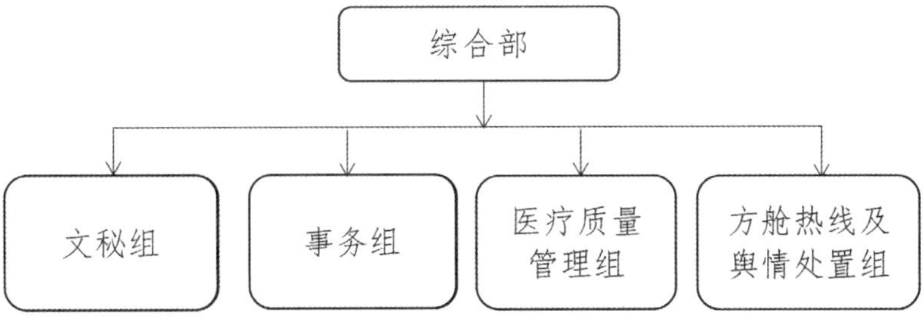

综合部设部长1人，其下包括4个工作组，即文秘组、事务组、医疗质量管理组、方舱热线及舆情处置组。

职责任务：负责执行传达总指挥部指令，保障指挥部日常运转，统筹协调各项工作，为指挥部决策提供各项参考依据。

（一）文秘组职责任务

负责组织指挥部各项会议，做好会议记录、纪要，起草印发各类公文。

（二）事务组职责任务

负责处理各类综合事务工作，包括标识标牌制作、行政总值班排班、人员信息统计等。

（三）医疗质量管理组职责任务

1. 负责开展方舱医院医疗质量监测、预警、分析及反馈工作，定期发布方舱医院质量管理信息。

2. 以患者和工作人员为主要保护对象，从功能分区、医疗管理、应急预案等方面提出综合性的改造技术、科学管理、风险防控、应急管理等建议及措施。

3. 每日上报《革命历史博物馆方舱医院医疗救治工作日报》，通过方舱内感染人数、每日收治、转院、出院人数、在院患者年龄结构分布、新冠分型及基础疾病构成等整体的数据汇总、分析，为统筹协调医疗救治和后勤保障等工作提供决策依据。

4. 建立完善激励机制，组织开展评选“最美病区”“先进个人”活动。

（四）方舱热线及舆情处置组职责任务

1. 负责统筹协调方舱医院热线电话的设置和管理工作，解决热线运行中的问题，确保方舱热线规范、有序、平稳运行，畅通患者与方舱的沟通渠道。

2. 负责及时受理舱内患者的意见、建议和诉求等，协调各工作组处置办理，倾力解决患者诉求。

3. 负责汇总方舱热线信息数据统计和汇总分析工作，进行舆情信息收集研判处置，综合舱内患者意见、建议和热难点问题，为指挥部决策提供参考。

4. 协同舱内各工作组沟通解决患者入舱安置、核酸结果查询解释、诊疗用药、物资保障、转舱转院、出舱标准解答、出舱信息推送、出舱转码等需求。

5. 建立完善热线知识库内容，协调处理知识库采集需求、数据统计、信息共享等工作，明确最新政策和热点问题答复口径。

6. 发现并及时对舆情事件进行调查及处置，遏制舆情进一步扩散，向上级部门报告处置情况。

7. 负责完成指挥部交办的其他工作。

（撰写人：吕承锟、王鹏、白晓宇、李家曦；审核人：吴万宝）

第二节　方舱医院运行保障工作指挥部

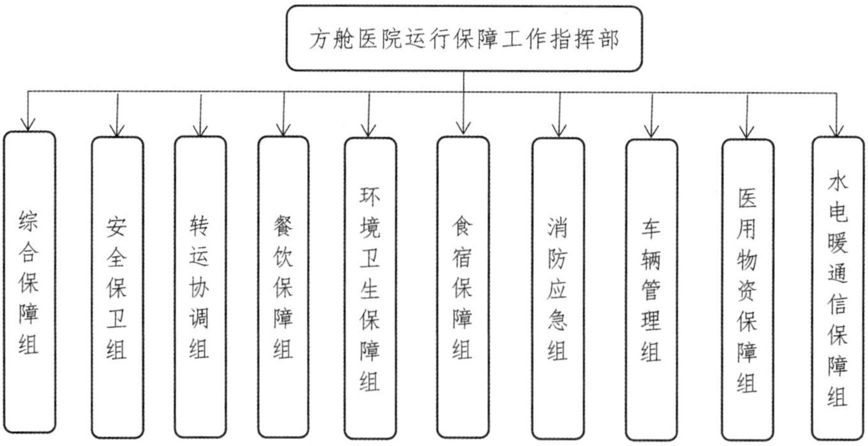

一、运行保障工作指挥部领导组织

运行保障工作指挥部由属地政府派驻方舱医院的各单位工作队领导人员组成，由1名市级领导担任总指挥，为方舱医院整体运行提供城管、消防、公安、保安、保洁、保供、应急、环保等第三方支持，解决托管医院在运行期间所遇到的各类保障问题。

二、运行保障工作指挥部管理机构

（一）综合保障组职责任务

1. 保障日常生活物资供应。

2. 负责捐赠物资的接收、入库、发放等工作。

3. 提供仓储场地，做好采购物资的入库暂存。

4. 每日统计物资入库及发放情况，确保物资充足。

5. 负责上级及相关部门督察时指出问题的收集，统筹督促各部门在最短时间内完成问题整改并及时报送。

（二）安全保卫组职责任务

1. 负责方舱医院接收、运送、出入舱各环节安全保障，维持现场秩序，组织指导舱内医护人员、安保人员、志愿者安全管理。

2. 对方舱医院实行24小时封闭式管理。

3. 按照院感防控要求，对所在区域进行定点值守和巡逻查控。

4. 对方舱医院内部开展巡逻防范，配合医院开展内部视频和人员巡查，发现异常情况及时报告并妥善处理。

（三）转运协调组职责任务

1. 负责方舱医院出入舱人员对接事宜。

2. 协调旗县区在患者出入舱前完善信息报送及人员转运工作，患者入舱时确保同院方交接完毕后运送车辆方可离开。避免人员在转运过程中造成入舱缓慢、人员拥挤现象。

3. 完成相关信息统计汇总及报送工作。

（四）餐饮保障组职责任务

1. 按照方舱医院工作医护人员和保障人员需求，对接确定若干供餐企业。

2. 每日统计收集患者、工作人员人数名单，做好供餐准备。

3. 指导供餐单位制定每日菜单，加强对食材采购、制作过程的管理与监督，保证餐食新鲜、有营养。

4. 在规定时间将餐食送至医院指定交接点，交由院内后勤部门（早餐配送时间为7：00—8：00，中餐配送时间为11：30—12：30，晚餐配送时间为17：30—18：30）。

5. 做好用餐清洁、安全卫生等工作。

（五）环境卫生保障组职责任务

1. 负责督促医疗垃圾清运。

2. 保证舱内、舱外区域环境卫生。

3. 调配保洁人员进舱服务，储备保洁人员，提供持续性舱内保洁服务。

（六）食宿保障组职责任务

1. 联系对接闭环管理酒店相关事宜，保障方舱一线防疫人员住宿与餐食，确保酒店房间充足，饮食可口。

2. 保障各闭环酒店防疫物资、防控药品、生活物资等供应，确保供应充足，做到一线防控有需求，后方物资有保障。

3. 与车辆保障组配合做好人员在酒店和单位指定地点的接送，确保“两点一线”。

4. 做好酒店的食品安全、卫生安全、消防安全、环境消杀、环境采样、转运、感控管理等工作。

5. 及时做好入住人员的体温和呼吸道症状等主动健康监测和风险评估，发现异常及时报告。

（七）消防应急组职责任务

1. 加强对医护、安保、保洁、患者等人员的针对性消防安全培训。

2. 运行保障团队每2小时进行一次消防安全巡查检查，并充分利用视频监控系统实时掌握内部情况。

3. 落实消防控制室24小时值班值守。

4. 明确微型消防站的专（兼）职队员及职责，配备灭火和通信器材。

5. 重点指导医用酒精、强氧化剂、医用氧气等易燃易爆危险品存放场所。

6. 应急处置突发火情。

（八）车辆管理组职责任务

组织协调闭环外车辆调配，及时根据闭环内车辆需求调配车辆，做好分类人员车辆标识亮化工作，保证环内外衔接工作。

（九）医用物资保障组职责任务

1. 保障药品、防护用品等消耗品的供应及分发工作。

2. 保障每日医生、护士等医务人员的物资供应。

3. 做好临时物资使用登记。

4. 做好物资领取账目，保证账目准确，账实相符。

5. 设立防护物资发放专岗，24小时轮班。

6. 及时供应氧气瓶、药品等。

（十）水、电、暖、通信保障组职责任务

1. 做好供水管路、供暖管路、通信线路、电路、开关阀门的检查，发现问题及时处理。

2. 相关维修人员实行24小时值班制度，并配齐维修保障工具设备。

3. 发生意外停水、停电、停暖、断网时，应及时与相关企业沟通，确保尽快恢复。

（撰写人：吕承锟；审核人：吴万宝）

第三章　方舱医院管理制度体系

第一节　运行管理

一、党委会

1. 党委会每天召开一次。如有特殊情况，党委书记可临时召集党委会。

2. 党委会必须过半数委员参加方能召开。开会时间、讨论议题由指挥部综合部提前通知各委员和列席人员，因故不能出席会议的委员，需提前请假。

3. 党委会由党委书记召集和主持，党委书记因故不能出席，可委托党委副书记主持，各委员和列席人员应准时参加，集中精力高效率开好会议。

4. 会议主要内容为：

（1）各党委委员通报前一日分管部门的工作情况，并提出当日工作计划和需要协调解决的问题。

（2）研究决定方舱医院重大决策、重大事项等。

（3）研究制定奖惩办法。

（4）其他需要临时党委研究审议的事宜。

二、调度会

1. 调度会每日召开一次，如有特殊情况，联合机制总指挥部可临时召集会议。

2. 参会人员为方舱医院联合机制总指挥部指挥长、副指挥长、总指挥、总监督、总协调、业务院长，各联合部门负责人、各医疗队领队等。

3. 会议由指挥长召集和主持，开会时间、讨论议题由指挥部综合部提前通知各参会人员。为了提高效率，各参会人员应准时参加。

4. 会议内容主要以问题为导向，内容围绕提出问题、解决问题分两部分进行，主要汇报上次会议所提问题的落实情况、新遇到的问题并进行问题认领及质量管理过程中遇到的问题。

三、各工作部（组）工作部署会

1. 会议由各工作部（组）负责人组织召开，全体成员参加。
2. 传达党委会会议精神并将落实情况于当日报送至综合部。
3. 汇总具体工作落实中的问题和困难。

（撰写人：吕承锟；审核人：吴万宝）

第二节　行政管理

一、值班制度

（一）各部（组）负责人

1. 各部（组）负责人要严格落实岗位责任，确保手机24小时畅通，如遇有突发情况，第一时间做出安排部署，落实相关工作。

2. 运行保障工作指挥部各部（组）负责人应指定专人，每日17：00前向联合机制总指挥部综合部报送本部（组）当日值班情况。

（二）值班人员

1. 总值班实行双人值班制，由综合部制定值班班次、时间、计划。
2. 值班人员要认真做好值班记录，重要事项要翔实记录。
3. 值班人员要认真履行值班责任，负责协调处理有关问题，并保持24小时通信畅通；对重大问题或难以协调的问题，要在第一时间向相关部（组）负责人报告。
4. 值班人员不定时对各部门值班情况进行检查，坚决杜绝空岗、无人接听值班电话等情况。针对擅自离岗、电话无人接听、迟报紧急信息等情况造成不良后果的，次日交班时如实向总指挥部指挥长汇报。
5. 值班人员如遇特殊情况不能值班，须向综合部申请，经批准后可调班。

二、人员管理制度

1. 托管医院派驻方舱医院的管理队、工作队如有人员变动，须填写人事变动申请表，并由各级领导签批后报综合部备案。申请表如下。

2. 派驻医疗队须在进驻前提供完整人员名单。

革命历史博物馆方舱医院人事变动申请表

年 月 日

姓名		工号	
部门		联系电话	
变更时间			
变更情况及原因			
部门负责人签字			
分管领导签字			
指挥长（院长）签字			

（撰写人：吕承锟；审核人：吴万宝）

第三节 质量管理

一、方舱医院质量管理组织

成立方舱医院质量管理委员会，院长作为方舱医院质量管理第一责任人，担任方舱医院质量管理委员会及相关委员会主任；委员可聘任有丰富经验的医学、管理专家、教授及相关部门负责人担任。

方舱医院质量管理委员会：

主 任：院长；

副主任：院领导班子成员；

委 员：相关部、组负责人。

委员会下设办公室在综合部，办公室主任为综合部负责人。各部日常工作由下设办公室负责。

二、方舱医院质量考核组织

各部负责本组质量考核。

三、病区质量管理小组

各病区、医技科室设立质量管理小组，由病区负责人任组长，小组成员应包括病区护士长及资深专家等。

四、医疗质量个体管理

各级医务人员的医疗质量自我管理是医疗质量的主体，全员参与，全员控制。

五、质量管理考核模式

方舱医院实行三级质量管理和二级质量考核的质量管理考核模式。

医院质量管理委员会为三级质量管理组织，进行三级质量管理。

方舱医院各质量考核组为二级质量管理组织和二级质量考核组织，代表方舱医院对各病区、医技科室进行质量考核，病区质量管理小组为一级质量管理组织和一级质量考核组织，对本病区进行质量自查。

六、质量管理各级组织工作职责

1. 质量管理委员会工作职责：

（1）建立、完善方舱医院质量管理体系，保障体系正常运行并持续改进。

（2）按照《医疗质量管理办法》《新型冠状病毒肺炎诊疗方案（试行第九版）》《新型冠状病毒肺炎防控方案（第九版）》《医疗质量安全核心制度》等有关要求，及时组织修订方舱医院规章制度及主要工作流程。

（3）组织开展方舱医院医疗质量监测、预警、分析、考核、评估以及反馈工作，并定期发布质量管理信息。

（4）制定方舱医院医疗质量持续改进计划、实施方案并组织实施。

（5）落实卫生行政部门规定的其他内容。

2. 质量考核组织工作职责：

（1）在分管院长或部长领导下，具体实施方舱医院质量管理监督、考核、检查等相关工作。

（2）认真做好考核检查记录，妥善保管相关资料。

（3）严格按照质量考核标准、程序、频次、时间要求，收集、汇总、报送检查考核结果及相关资料。

（4）对本组考核检查结果，每周进行分析，对重大或重复发生的问题，应及时向院（部）领导汇报，并有针对性地进行分析评价，提出整改意见，协助病区查找原因，总结教训，持续改进。

（5）指导病区开展质量管理检查工作，及时收集相关信息，对工作手册的不断完善提出修订意见。

（6）完成方舱医院交办的其他任务。

3. 病区质量管理小组工作职责：

（1）贯彻执行医疗质量管理相关的法律、法规、规章、规范性文件和相关管理制度。

（2）制定本病区质量控制实施方案，组织开展科室医疗质量管理与控制工作。

（3）制定本病区医疗质量持续改进计划和具体落实措施。

（4）定期对病区医疗质量进行分析和评估，对医疗质量薄弱环节提出整改措施并组织实施。

（5）对本病区医务人员进行医疗质量管理相关法律、法规、规章制度、技术规范、标准、诊疗常规及指南的培训和宣传教育。

（6）按照有关要求报送本病区医疗质量管理相关信息。

七、质量考核程序

1. 方舱医院各部门要认真学习《革命历史博物馆方舱医院工作手册》，领会手册相关内容及要求，明确自身工作职责。

2. 方舱医院各质量考核组于每周日前将本组本周考核结果、主要问题追踪、改进措施汇总，报送综合部。

3. 综合部于每周日上午完成方舱医院质量考核，将结果汇总并上报领导审阅，召开方舱医院质量管理例会。各质量考核组组长汇报本周考核结果，并将会议主要内容整理为会议纪要。

4. 向全院各部门印发《质量考核通报》与《会议纪要》等。

5. 在通报下发1日内，对有疑义的问题，部门负责人与相关考核组进行沟通、核实，报送综合部备案。

八、质量考核要求

1. 充分发挥方舱医院质量管理组织监督职能，要经常督促、核查各质量考核组的工作。

2. 各质量考核组要严格按照《革命历史博物馆方舱医院工作手册》规定的考核时间、频次、办法、内容、标准进行质量检查工作，并做好相关记录。

3. 各检查组每天要确定质量考核检查的重点，并将昨日考核检查中发现的主要问题作为本日追踪重点，分析原因，制定整改措施并落实。

4. 对质量考核中发现的问题，由综合部结合考核组提出的整改意见，形成汇报材料，审议通过后，由相关部门组织实施。

5. 对质量考核人员要求：

(1)质量考核人员要树立服务意识，积极主动开展质量管理考核咨询、指导、培训等工作。

(2)职能部门质量考核人员要相对固定，无特殊原因不得随意更换。

(3)质量考核人员要正直公正、态度端正，坚持原则，不徇私情、不敷衍塞责，并奖罚分明。

(4)质量考核人员要具备一定相关专业知识、实际工作经验及权威性。

(5)质量考核人员应服从本部门及综合部的工作安排。

(6)质量考核人员应将检查中发现的问题认真记录，及时汇总反馈。

（撰写人：王鹏；审核人：李琼）

第四节　医疗管理

一、患者安全管理

（一）患者收治标准

按照《新型冠状病毒肺炎诊疗方案（第九版）》定义，结合实际情况，新冠肺炎确诊病例须同时满足以下入舱条件：

1. 无症状感染者或轻型（临床症状轻微，影像学未见肺炎表现）。

2. 有自主生活能力，可以自主行走，年龄<65岁且年龄>3岁，体重指数≤30。

3. 无严重慢性疾病，包括无心脑血管疾病，慢性肺部疾病，未良好控制的高血压和糖尿病，慢性肝脏、肾脏疾病，肿瘤等基础疾病患者；无结核等其他活动期传染病患者；无免疫功能缺陷患者（如艾滋病患者、长期使用皮质类固醇或其他免疫抑制药物导致免疫功能减退患者）。

4. 无精神疾患史。

5. 静息状态下，指血氧饱和度（SpO_2）>93%，呼吸频率<30次/分。

6. 非妊娠和围生期女性。

7. 非重度吸烟者。

8. 需要特殊说明的其他情况。

9. 新冠肺炎患者原则上不探视不陪护。对于确需陪护的儿童患者允许家长在知情同意的情况下进行陪护，严格限定陪护人员数量，做好陪护人员健康监测和信息登记。

（二）预检分诊管理

为落实国务院联防联控机制内蒙古工作组和内蒙古自治区、呼和浩特市疫情防控指挥部做好阳性患者分流工作和加强革命历史博物馆方舱医院管理要求，结合《新型冠状病毒肺炎诊疗方案（试行第九版）》及革命历史博物馆方舱医院功能定位，特制定本制度。

1. 预检分诊工作小组：

组长：副主任医师或高年资主治医师。

成员：各区负责人及医师。

工作职责：

（1）医务部下设预检分诊工作小组，办公室设在革命历史博物馆方舱医院一楼。

（2）严格落实首诊负责制度，首诊医师负责所接收患者的全程诊疗管理工作。

（3）建立预检分诊机制，各病区入舱患者由预检分诊工作小组组长组织值班医师对患者按照最新诊断标准进行初步诊断分型研判。

（4）建立患者筛查机制，对入舱患者进行初步筛查，筛查内容按照“患者收治标准”执行。

（5）完善患者转运衔接机制，预检分诊工作小组应建立信息共享、沟通协调机制，并做好入舱及转运对接工作。

2. 工作流程：

（1）医疗队听从医务部统一部署接收病患，患者到达方舱医院后，各医疗队医护人员将患者接入方舱医院。

（2）经筛查后对符合入舱标准的患者办理入舱手续并接收，针对不符合入舱标准的患者，及时联系医疗转运组转至相关定点医院进行医疗救治。

（3）医疗转运组在接到患者转运信息后，必须在1小时内将患者转至相关定点医院，及时上报医务部并记录备案。

（三）腕带使用管理

（1）患者入院时，工作人员核对身份后打印腕带，并向患者讲解腕带的重要性。

（2）指导患者规范佩戴腕带。

（3）患者腕带是发放药品、食物，办理出入院手续身份识别等环节的唯一有效凭证。

（四）医疗救治

1. 医疗救治要求：

（1）严格落实首诊负责制，不得推诿拒诊。

（2）对于接诊后经评估不适合收治在方舱医院的患者，要及时转至定点医院治疗。

（3）按照国家制定的《新型冠状病毒肺炎诊疗方案》（第九版）开展规范化、同质化诊疗。

（4）密切观察患者病情变化，对有重症高危因素的患者要特别关注。如患者出现病情进行性加重，应当及时予以必要救治措施，同时尽快转至定点医院进一步治疗。

2. 常规健康监测：

（1）测量体温并记录，每天4次，分别为8AM、12AM、4PM、8PM。

（2）记录呼吸频率，每天2次，分别为8AM、8PM。

（3）测量心率、手指血氧饱和度，每天2次，分别为8AM、8PM。

（4）特殊检测：由管床医生根据病人病情决定。

3. 一般治疗：

（1）卧床休息，加强支持治疗，保证充分能量和营养摄入；注意水、电解质平衡，维持内环境稳定。

（2）密切监测生命体征，特别是静息和活动后的血氧饱和度等。

4. 中药汤剂治疗：

革命历史博物馆方舱医院天津市医疗队、河北省医疗队及内蒙古自治区人民医院医疗队医疗专家组在充分梳理轻型新冠肺炎患者临床特征的基础上，拟定了4张分别针对“发热”“咳嗽”“无特殊症状”“焦虑失眠”“疼痛”症状的中药协定处方。无症状者选用“中药1号方”，合并发热、咳嗽者采用“中药2号方”，伴有失眠、焦虑者使用“中药3号方”，伴有疼痛者使用“中药4号方”。由各医疗队所辖病区中医专家查房，对症使用。

（1）无症状感染者（用中药1号方）：

基础方剂：藿香9g，佩兰9g，陈皮9g，金银花12g，连翘12g，芦根15g，防风9g，茯苓9g，桔梗12g，生甘草9g，神曲9g，玫瑰花9g，桑叶9g。

（2）合并发热、咳嗽者（用中药2号方）：

基础方剂：金银花15g，连翘15g，柴胡9g，石膏15g，黄芩9g，薄荷3g（后下），芦根20g，羌活9g，藿香12g，茯苓12g，陈皮15g，防风9g，浙贝母9g，桔梗12g，淡竹叶9g，生甘草9g。

（3）伴有失眠、焦虑者（用中药3号方）：

基础方剂：黄芪20g，麸炒白术12g，防风10g，广藿香10g，佩兰12g，薏苡仁50g，虎杖10g，芦根15g，葶苈子12g，生甘草10g，蜜麻黄5g，炒苦杏仁10g，合欢花15g，茯神30g，陈皮9g，龙齿30g，郁金6g，土茯苓30g，竹茹10g，前胡12g，紫菀12g，制白附子9g，木蝴蝶10g，首乌藤 20g，炒酸枣仁 20g。

（4）合并疼痛者（用中药4号方）：

基础方剂：黄芪20g，麸炒白术12g，防风10g，广藿香10g，佩兰12g，薏苡仁50g，虎杖10g，葶苈子12g，甘草10g，蜜麻黄5g，炒苦杏仁10g，合欢花15g，焦神曲15g，郁金6g，土茯苓30g，前胡12g，紫菀12g，制白附子9g，麸炒苍术12g，威灵仙12g，羌活12g，桑寄生15g，千年健12g。

5. 心理疏导和健康教育：患者常存在紧张焦虑情绪，应当加强心理疏导和健康教育，必要时辅以药物治疗。

（1）注重衔接，全面排查分析患者心理状况。

（2）创新形式，帮助患者做好心理调适。

（3）关注差异，针对不同年龄特征和特点提供心理指导。

（4）实施干预，提供及时有效的心理辅导。

（5）加大宣传，增强患者心理正能量。

（6）长远谋划，完善心理健康教育工作机制。

（7）开设心理咨询热线。

（五）CT预约就诊

1. 方舱CT室设在方舱东门患者入舱南侧入口。

2. 开机时间：9：00—21：00。可根据具体情况和各医疗队沟通调整。

3. 每小时约检查12人次。

4. 患者通过各病区预约检查，应由医疗队专人陪同负责，避免患者聚集。

5. 检查结果一般于检查后2小时发布，可在指挥部、病区电脑查看报告及图像。

6. 由于主要针对新冠肺炎诊断，为尽快得出结果，患者影像无急性炎症表现时结论为“双肺未见渗出性病变”，如果同时意外发现有临床意义的病变再具体诊断，否则不再对其他异常进行具体描述。患者影像如有急性炎症表现，将进行具体描述诊断。

（六）病情评估

1. 入院时由值班医师对患者进行首诊病情评估，主要包括患者一般情况、生命体征、新冠肺炎相关症状、基础疾病、生活自理能力等。筛查明确重点患者，做好医学处置和交班。

2. 评估中应重点关注以下重点（高危）人群：

（1）大于65岁老年人，小于3岁的儿童。

（2）有心脑血管疾病（含高血压），慢性肺部疾病，糖尿病，慢性肝脏、肾脏疾病，肿瘤，精神类疾病等基础疾病者。

（3）免疫功能缺陷（如艾滋病患者、长期使用皮质类固醇或其他免疫抑制药物导致免疫功能减退者）。

（4）肥胖（体质指数≥30）。

（5）晚期妊娠和围生期女性。

（6）重度吸烟者。

（7）生活不能自理和行动不便者。

（8）核酸CT值持续<30，或核酸CT值入院超过8天<22，或入院>10天核酸CT值不达标者。

3. 重型/危重型早期预警指标：

（1）成人：有以下指标变化应警惕病情恶化。

①低氧血症或呼吸窘迫进行性加重；

②组织氧合指标（如指氧饱和度、氧合指数）恶化或乳酸进行性升高；

③胸部影像学显示肺部病变明显进展。

（2）儿童：

①呼吸频率增快；

②精神反应差，嗜睡；

③影像学显示双侧或多肺叶浸润、胸腔积液或短期内病变快速进展；

④有基础疾病（先天性心脏病、支气管肺发育不良、呼吸道畸形、异常血红蛋白、重度营养不良等）、有免疫缺陷或低下（长期使用免疫抑制剂）和新生儿。

4. 值班医师每日评估患者病情变化情况，并给予相应医学处置，并在病史记录上记录。主要评估患者的生命体征、血氧饱和度、饮食、睡眠、症状、基础疾病、核酸结果和服药情况。重点患者在上述基础上重点评估之前筛查的高风险因素的变化情况。

5. 患者住院期间出现不适的，值班医师应及时到现场查看和评估患者，并给予积极处置。舱内不能解决的急症情况，及时汇报上级医师和总值班，必要时紧急转诊至定点医院。

6. 出院前由舱外医师根据核酸CT值情况进行出院前研判，根据研判结果，值班医师再次评估患者情况，确定住院安排。

（七）患者转院管理

1. 转院标准：符合以下其中1项即达到转院标准。

（1）出现呼吸系统症状，并持续加重或呼吸窘迫，RR≥ 30 次/分。

（2）静息状态下，指氧饱和度≤93%。

（3）动脉血氧分压（PaO_2）/ 吸氧浓度（FiO_2）≤300mmHg（1mmHg=0.133kPa）。

（4）治疗后体温仍持续高于 38.5 度，超过 2 天。

（5）治疗过程中出现严重心肝肺肾脑等其他基础疾病（包括需透析的病人）。

（6）无自主生活能力。

(7)患有精神性疾病、狂躁症等。

(8)其他特殊紧急原因(需注明)　。

2. 转院流程(如下图):

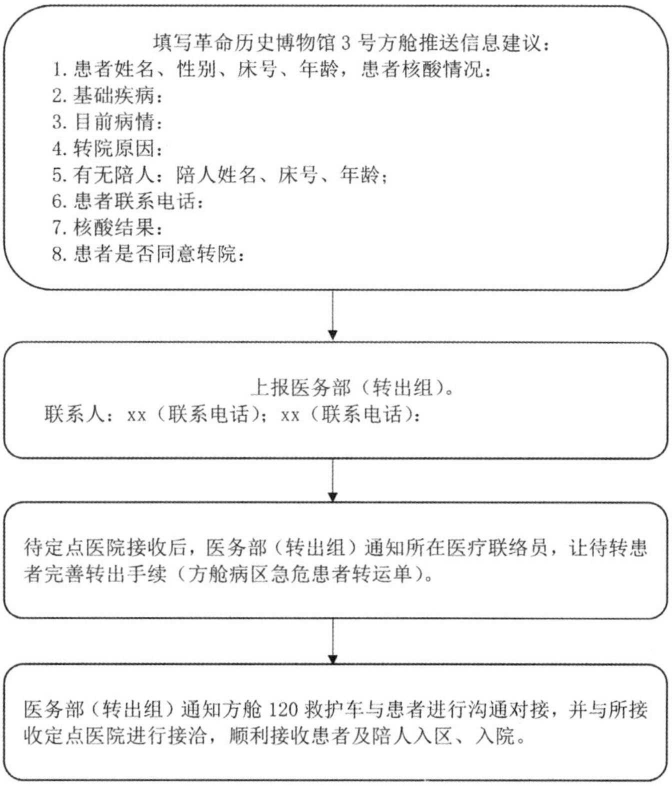

(八)患者出舱管理

1. 患者检测:患者入住72小时后,必须开展新型冠状病毒核酸检测,每天1次。

2. 解除隔离管理标准:无症状或轻型病例连续两次新型冠状病毒核酸检测N基因和ORF基因Ct值均≥35(荧光定量PCR方法,界限值为40,采样时间至少间隔24小时),或连续两次新型冠状病毒核酸检测阴性(荧光定量 PCR方法,界限值低于35,采样时间至少间隔24小时),可解除隔离管理。

3. 出舱消杀处理流程:

(1)病区做好健康宣教,指导出院患者严格执行如下内容:

①所有患者必须带上回家的物品,在舱门口用双层医疗垃圾袋装好、扎紧,使用1000mg/L的含氯消毒液喷洒消毒外层,回家进行消毒、清洗。

②贵重物品(电脑、手机、手表等)在出院当日用75%酒精湿巾消毒擦拭。

③出舱时更换口罩,并做好手消毒。

（2）病区护士告知患者出院前自行将床上用品（床单，被罩，枕套）撤掉，包括废弃的个人物品放入医疗垃圾袋内，置于规定位置。

（3）床垫及床单位使用1000mg/L的含氯消毒液喷洒消毒，床垫、被、褥、枕循环使用。

（4）床旁桌及台面使用1000mg/L的含氯消毒液喷洒消毒后用75%酒精消毒擦拭。

（5）病区护士指导志愿者协助及时清理出院后的医疗垃圾。

4. 解除隔离管理或出舱后注意事项：

（1）解除隔离管理或出舱后，继续进行7天居家健康监测，每日进行体温监测并佩戴口罩，有条件的居住在通风良好的单人房间，减少与家人的近距离密切接触，分餐饮食，做好手卫生，避免外出活动。

（2）如无居家隔离条件的，市指挥部应安排集中隔离。

（3）当病人再次出现发热咳嗽等症状，或原有症状加重，立即报告社区相关负责人，并到附近指定医院就医。

（九）首诊负责制度

1. 首诊医师对所接诊的患者实行首诊负责制，一律不得拒绝接诊或拒绝收治。

2. 首诊医师对所接诊患者负责，特别是对患者的检查、诊断、治疗和转院等工作负责，直至顺利交接至下一环节。

3. 首诊医师通过问诊、查体、必要理化检查及参阅病史资料等对所接诊的患者作出病情评估，并及时完成病历录入。

4. 对诊断尚未明确的患者，应及时请上级医师会诊，首诊医师负责汇总、处理会诊意见。

5. 突发病情进行性加重及有生命危险的急危重患者（如脑卒中、急性心梗等），首诊医师应采取紧急处置措施，及时开启绿色通道进行转运救治，同时要履行知情同意告知手续。对拒不配合诊疗的患者及其家属，应充分告知其可能出现的不良后果，做好记录，请患方签字确认，并及时报告上级医师和医务部进行处理。

6. 因技术力量、设备条件等所限，方舱内不能诊治的急危重患者，按照转院制度有关规定执行。

7. 同时患有法定传染病的患者，按照传染病诊治相关规定执行。

（十）交接班制度

1. 医护交班重点内容：在舱人数，当日单阴、双阴人数和新入舱患者数，病情发生变化患者的病情、诊疗、护理等情况，特殊用药、管路、皮肤、安全情况，重要设备、设施和物品使用情况。

2. 医技科室须对疑难病例及医疗设备运行情况进行交接班。

3. 交接班内容须客观、真实、准确、及时、完整，重点突出。

4. 交接班时如有疑问，应及时核查，对发现的问题，由交班者负责；接班后如发现问题，应由接班者负责。

5. 及时完成交接班记录，并由交接班人员签字。

6. 接班者须提前到岗。接班人员未到岗时，值班人员不得离开岗位，须等待接班人员交接后方可离开。

（十一）会诊管理

医务人员进行分级排班，保证在病人病情发生变化时有上级医师及相关人员进行联合会诊。

（十二）急危重症患者抢救制度

分区域设置固定抢救区，配置抢救车、抢救药品、转运平车，专人交接。

1. 方舱内患者出现病情变化，应立即评估病情并用平车将患者转至片区抢救室，实施积极抢救，不应以任何理由耽误患者救治。

2. 抢救工作由舱内专业技术职称最高的医师主持，紧急情况下医务人员参与或主持急危重患者的抢救，不受其执业范围限制，各区医护人员根据需要应主动参与患者抢救工作，必要时寻求舱外专家支持。

3. 参加急危重患者抢救的医护人员必须明确分工，紧密合作，各司其职。抢救过程中应以抢救工作主持人的医嘱为主，但对抢救患者有益的建议，可提请主持者认定后用于抢救。

4. 参加抢救工作的护理人员应由护理组长统一协调，执行抢救工作主持人的医嘱，并严密观察病情变化，随时将医嘱执行情况和病情变化报告主持抢救者。执行口头医嘱时应复诵一遍，并与医师核对药品后执行，防止发生差错事故。

5. 严格执行交接班制度和查对制度，日夜应有专人负责，对病情抢救经过及各种用药要详细交代，所用药品的空安瓿瓶，二人核对方可弃去。各种抢救物品、器械用后应及时清理、消毒、补充、物归原处，以备再用。

6. 不参加抢救工作的医护人员须做好抢救的后勤工作，及时报告医务部，由医务部报告指挥部，待患者病情稳定后转诊至定点医院。

7. 应当做好危重患者抢救工作中的病历记录工作，记录时间应具体到分钟。未能及时记录的，有关医务人员应当在抢救结束后6小时内据实补记，并加以说明，主持抢救的人员应当审核并签字。

8. 舱内抢救室内的抢救车、抢救药品、转运平车、氧气瓶、制氧机、监护仪、除颤仪等抢救设备及用品应固定位置，专人维护交接登记，确保随时处于待用状态。

（十三）查对制度

1. 医嘱必须经第二人核对无误后，方可执行；

2. 对有疑问的医嘱，必须向开具医嘱的医生核对后方可执行；

3. 护士及时查看新停止医嘱单，及时撤除药品和执行单；

4. 如医嘱中涉及第二类精神类药物，必须与开具医嘱的医生核对后方可执行。

二、医疗队伍管理

（一）入舱前人员管理

1. 所有进入方舱医院的工作人员（包括医务人员以及保洁、送餐、司机、医疗废物收集转运人员等后勤保障人员），必须接受感染控制部、医务部、护理部组织的感染防控、行为规范及基本工作流程培训考核，培训内容针对不同岗位特点设定，考核合格后由相应医疗队负责人记录备案，并发放“培训合格证书”，凭“培训合格证书”方可进入方舱医院。

2. 进入方舱的工作人员必须按照要求完成新冠病毒疫苗全流程接种，实行“应接尽接、应接必接”；入舱前3天，须每天开展一次核酸检测，避免将新冠病毒带入方舱中。

3. 医疗机构组建医疗队的管理部门，在入舱工作人员完成院感防控技能考核后，从事方舱医院相关工作前，完成人员工作岗位、闭环酒店等相关信息的录入。

（二）入舱时人员管理

1. 坚持两点一线（方舱—酒店）闭环管理，严格控制院内交叉传播风险。严格遵守驻地酒店管理规定。闭环内所有人员不得与社会面人员接触，落实出入管控措施，严禁出环。

2. 所有方舱医院工作人员均实行信息化管理，实时掌握行动轨迹。设立方舱医院工作人员扫码信息登记，实时掌握方舱医院内工作人员行动轨迹。

3. 落实行为规范，做好个人管理。专车通勤司机佩戴一次性医用防护口罩、一次性手套、一次性工作帽，穿隔离衣，工作期间注意手卫生和手消毒。工作人员严禁在院区聚餐、就寝、摘口罩。在舱期间、通勤途中、驻地酒店公共区域内均需全程规范佩戴口罩。

4. 各组/舱内/医疗队间应分别闭环管理，避免班车、舱内出入口、日常生活中接触，行政区和医疗区等严禁交叉。

5. 需要在院区就餐的行政和特殊人员，可在行政区单独设置区域，在固定房间用餐，每次每间一人就餐，每人每餐后清洁消毒物表并进行房间通风。

6. 禁止在工作区和驻地酒店订购外卖，个人所需药品、物资等向后勤保障部申领，统一购置配发。

7. 乘坐通勤车上下车应进行手消毒，固定位置就座，全程规范佩戴口罩，不大声喧哗，至少隔一位就座。

8. 严禁在污染区、半污染区就餐、饮水、吸烟等。

9. 工作人员每日健康监测，所有队员必须每天两次监测体温（早、晚各一次），每日检测核酸并填报健康监测汇总表。出现发热、干咳、乏力、咽痛、嗅（味）觉减退、鼻塞、流涕、结膜炎、肌痛和腹泻等症状及时上报，第一时间开展新冠病毒核酸检测，并按规定进行医学观察，由医疗专家进行评估排除感染后方可上岗。

10. 严格执行各级疫情防控指挥部相关政策规定，严格遵守各项纪律，统一行动，团结协作，互相理解，互相帮助。

11. 严格遵守保密规定，不得通过个人微博、微信、抖音等途径上传或向他人透露患者及疫情防控工作敏感信息。

12. 工作人员在工作和生活上有困难或问题及时向领队或组长反馈，医院各部门和驻地管理人员应及时回应并积极协调解决。

（三）离舱时人员管理

所有离开方舱医院的工作人员均实行5天居家健康监测，其间赋码管理，第1天、第3天、第5天各开展1次核酸检测，非必要不外出，确需外出的不前往人员密集公共场所，不乘坐公共交通工具。

三、医疗服务管理

按照国家及内蒙古自治区医疗服务相关法律法规及有关规定，对方舱医院内部所有医疗队伍、医疗卫生专业技术人员、医疗服务的提供及其相关领域进行监督与管理，以确保医疗服务质量和服务安全。

（一）医疗服务质量管理

1. 基础质量管理：

（1）方舱医务人员的职业道德、医疗工作作风、事业心、责任感和服务态度、基础知识、基本技术、基本操作的熟练程度。

（2）医疗药品、医用试剂、一次性医用消耗材料、卫生被装和生活物资供应的保障程度。

（3）诊断治疗设备、医疗器械、管理仪器装备的保证程度。

（4）诊疗处理观察的及时性、准时性的时限保证程度。

（5）各项医疗文书书写的及时性、准确性、科学性与规范性的程度。

2. 环节质量管理：

环节质量管理又称为医疗服务过程质量，是指新型冠状病毒肺炎患者从入院到出院全过程提供的医疗服务质量，具体包括预检分诊诊断质量、治疗质量、护理质量、方舱CT工作质量、药剂管理质量和后勤保障质量等。

3. 终末质量管理：

新型冠状病毒肺炎患者经过全部或阶段性疗程的最后医疗质量，是整个医疗过程质量的全面综合反映，也是医疗服务效果优劣的最后评价。

常用评价终末质量的指标有：平均住院日、治疗效果（治愈率、好转率、抢救成功率、病死率），以及医疗缺陷等。

（二）医疗服务安全管理

医疗安全管理是实现优质医疗服务的基础，也是保障患者权利的重要条件，因此必须严格落实各项管理规范、制度，保障医疗安全。

四、医疗质量管理

（一）医疗质量管理制度

1. 各病区负责人是本病区医疗质量管理的第一责任人，医务人员的医疗质量自我管理是医疗质量管理的主体。

2. 各病区要建立健全病区质量管理小组，建立医疗质量管理任务和目标，并有效开展工作。

3. 医务人员要认真执行岗位责任制、首诊负责制、查对及安全核查制度，保障医疗安全。

4. 各病区要增强质量意识、责任意识，对出现质量问题与存在缺陷的工作流程，应及时进行优化和改进。

5. 医务部负责开展方舱医院医疗质量监测、预警、分析及反馈工作，定期发布方舱医院质量管理信息。

6. 以医疗质量基础数据为依据，对各病区医疗质量进行量化分析、横向比较。

7. 重点监测各病区平均住院日、病床占用率、药物使用率、病历完成率、超七天患者数量、双阴未出区患者数量、应检未检情况等指标。

(1)平均住院日：反映一定时期内患者平均住院时间情况，缩短平均住院日，提高方舱医院整体运行效率。

(2)病床占用率：反映病区床位使用情况，最大限度利用空余床位，做到应收尽收。

(3)药物使用率：反映各病区药物使用情况。

(4)病历完成率：反映各病区病历完成情况，助力病历质量提升。

(5)超七天患者数量：反映各病区长期住院患者情况，评价诊疗效果或滞留情况。

(6)双阴未出区患者数量：反映各病区患者出院周转速度。

(7)应检未检情况：反映患者按规定检测核酸情况。

8. 医务部对各病区医疗质量情况进行监管，并予以通报。

(二)病历管理制度

1. 病历质控工作组对病历填写的客观性、真实性、准确性、及时性、完整性、规范性进行质量监控，促进精细化管理。

2. 病历质控工作组对病历管理的各流程进行质量检查及评估。

3. 对病历信息包括病案首页、方舱住院病历、病程记录等进行审核和监督。

4. 各病区要重视病历质量，设置病历质控员，对本病区病历进行自查。

5. 病历质控工作组负责方舱医院病历质量控制，对病历书写结果及问题进行汇总、评估、反馈及上报。

6. 病案质控工作组督导医护人员按要求认真书写病历，并保证疾病诊断的准确性。

7. 加强管控病历信息内容，准确核对信息、编码，保证医疗信息真实与安全。

8. 不得泄露患者隐私，不得伪造、涂改病历资料。

(撰写人：黄涛；审核人：于磊)

第五节　护理管理

一、护理工作流程

(一)入病区护理流程

1. 患者入病区时护士认真核对腕带信息，主动迎接患者，安排床位，耐心解答疑问。

2. 集中入病区的高峰时段，为避免身体不适的患者等待时间太长，先安排入住，再登记信息。对入舱的同一家庭或相熟的患者，尽量安排同病区入住。

3. 做好患者入病区后的护理评估与病情观察工作，完善各项护理记录单。

4. 值班护士要关注患者心理活动，对焦虑的患者给予耐心的解释和细心的帮助，及时进行心理疏导。

5. 值班护士要对患者做好健康宣教，包括疾病相关知识、消毒隔离知识、安全制度。

（二）核酸采集流程图

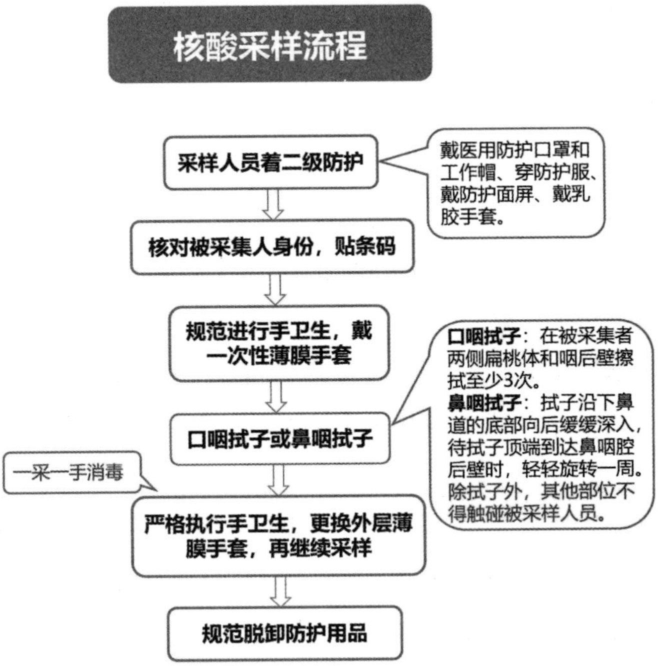

（三）复核标本转运流程

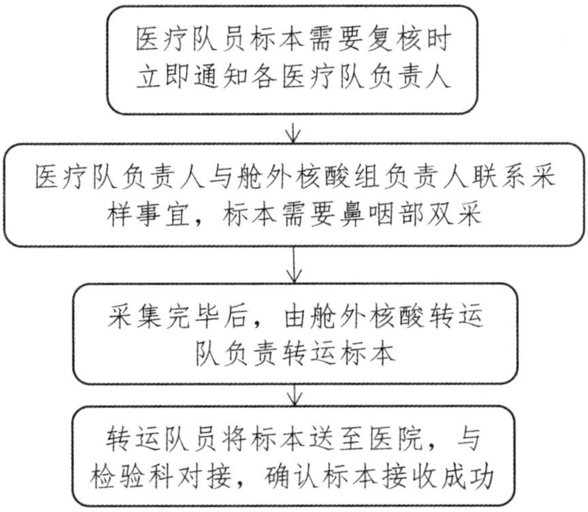

二、护理制度

（一）护理管理制度

1. 遵守方舱医院各项规章制度，不迟到（提前30分钟到岗，提前10分钟进入隔离区内交接班）、不早退，根据工作需要随时加班，严格服从分配，随叫随到，24小时保持待命状态。

2. 如有身体不适，请及时提出，以便做出调整。一旦进入工作岗位，根据职责及时完成本班工作，不得遗漏、拖拉，保质、保量、按时完成工作；不得推卸责任；未完成的工作严格进行交接班。

3. 上线之前确认自身状况是否能够承担应急工作，一旦进入一线，无特殊情况中途不得退出，退出必须经过领队、病区护士长同意。

4. 因应急工作随时发生多种变化，上线人员需具备应变工作能力，满足工作要求，确认自身工作能力能够胜任方舱医院各项工作，方可进入。

5. 对工作内容、工作要求有异议可以及时与护长沟通，未得到负责人允许，不得擅自调整工作流程、防护标准、工作内容及工作标准。

6. 为患者提供优质护理服务，热情积极，态度和蔼，杜绝生、冷、顶、碰，健康宣教到位，对患者提出的超护理专业范围问题告知患者询问医生。

7. 工作人员未经指挥部同意不得为任何人提供患者信息及接受媒体采访。

8. 保护患者隐私。任何人在未经许可的前提下不得向外界泄露患者姓名、身份证号、检验检查结果、既往史、婚育史、病情等敏感内容。

（二）护理质量控制制度

1. 成立护理质量控制小组，组长全面负责方舱医院护理质量控制，各小组成员分工明确，各司其职，充分发挥主观能动性，倡导第一次就把事情做对、做好的工作作风。

2. 方舱医院护理质控小组参照方舱医院护理部下达的护理质量标准，在组长直接领导下，每日进行不定期、不定项检查，对检查中存在的问题及时进行原因分析、记录、提出整改措施，充分发挥一级质控作用。

3. 方舱医院护理部定期召开质量控制会议，对质量控制过程中发现的问题进行原因分析，提出整改措施，进行效果追踪评价。本周未整改完成的问题将继续循环到下周继续整改，直至完全整改完毕，不断提高护理质量。

4. 方舱医院护理人员应积极配合医院各质量管理小组对方舱护理单元质量的考核，对考核中发现的问题应虚心接受，积极整改。

（三）护理交接班制度

1. 值班护士应认真履行职责，严格执行交接班制度，每班必须按时交接班，接班者应提前到达方舱医院，符合防护要求后再上岗。

2. 交接班内容包括：

（1）环境：安全、清洁、整齐、安静，符合各项工作要求。

（2）物品：器械、仪器的数量及性能。

（3）药品：抢救药品数量及有效期。

（4）患者情况：方舱医院患者总数，新入舱数量，出舱数量，空床数量，双阴患者数，次日采集核酸患者数，有病情变化的患者，有行为异常、自杀倾向患者的病情及心理状态变化等。

3. 交班前应先梳理患者情况，整理护士站，为下一班备齐必要的物品。有以下情况者不得交班：

（1）本班任务没有完成不交接。

（2）护士办公室及方舱环境不整洁不交接。

（3）用过物品处置不当不交接。

（4）物品及急救药品器材不齐不交接。

4. 遇有抢救患者等特殊情况时，交班者应必须参加抢救工作，不得离岗。

（四）护理抢救工作制度

1. 方舱患者的抢救工作应由当班医生负责组织和指挥，凡涉及法律纠纷，应报告有关部门。

2. 参加抢救人员应全力以赴，明确分工，紧密配合，听从指挥，坚守岗位，严格执行各项规章制度。

3. 严格执行交接班制度和查对制度，对病情变化、抢救经过等详细记录，并做好交接。

4. 抢救物品、药品应定位放置，定量贮存，定人保管，定期检查。

5. 护理人员必须熟练掌握各种器械、仪器性能及使用方法，以保证应急使用。

6. 使用后的抢救物品应按《消毒隔离制度》处理。

（五）护理查对制度

1. 各项护理操作必须严格执行“三查八对”制度。

三查：操作前查、操作中查、操作后查。

八对：对床号、姓名、药名、剂量、用药时间、用法、浓度、有效期。

2. 使用两种以上患者身份识别方法（如床号、姓名、腕带），以确认患者身份。

3. 对语言交流有障碍等无法向医务人员陈述自己姓名的患者，有陪同人员时由陪同人员陈述患者姓名。

4. 清点药品时和使用药品前要检查药品外观、标签、有效期和批号，如不符合要求不得使用。同时使用多种药物时，要注意配伍禁忌。水剂、片剂注意有无变质。

5. 易致过敏药物，给药前应询问有无过敏史。

6. 观察用药后反应，并做好记录。

（六）医嘱执行制度

1. 由具备执业资格的护士执行有效医嘱。

2. 护士应查对医嘱内容的正确性，对医嘱内容存在疑问时不得盲目执行、擅自更改，应及时向医生提出，明确内容后方可执行。

3. 在执行医嘱的过程中，必须严格遵守查对制度。

4. 一般情况下，护士不执行口头医嘱。因抢救急危重症患者需要执行口头医嘱时，护士应当复诵一遍无误后方可执行。抢救结束后，据实补记。

5. 需要下一班执行的医嘱，应详细交班。

6. 如遇抢救危重患者的紧急情况，医生不在现场，护士可以针对病情临时进行处置，但应做好记录并及时向值班医生报告。

（七）护理数据上报制度

1. 各病区每日汇总护理相关数据，内容包括新入舱患者人数、现有患者人数、特殊患者人数、转出人数、出院人数，并进行日报表的报送。

2. 护理统计的数据每日于18：00之前微信上报至护理部。

3. 数据统计需要及时、准确、真实。

（八）急救药品物品管理制度

1. 抢救药品、物品应分类放置并力求齐全完备，抢救车定点放置，定量贮存，定人保管，定期检查。

2. 抢救药品、物品应每日检查，严格执行交接班制度并做好相关登记。

3. 使用后的抢救物品应及时补充，并按照《消毒隔离制度》选择合适的清洗、消毒灭菌方法处理。

（撰写人：李慧敏；审核人：项雪莲）

第六节　感控管理

一、医院感染防控工作制度

感控部负责监督指导各医疗队医院感染及疫情防控工作制度落实，发现问题，建立问题清单，进行销账式管理，并与相关部门及时沟通协调解决。

1. 根据新型冠状病毒的病原学特点，结合传染源、传播途径、易感人群，制定感染防控制度及应急预案、工作流程。

2. 做好全员感控知识培训工作，对不同岗位人员开展针对性培训，使其熟练掌握新冠病毒的防控知识。

3. 严格落实医务人员标准预防各项措施，确保医务人员安全。

4. 做好医务人员健康监测，加强对感染防控工作的指导与监督，及时消除风险隐患。

5. 严格落实医院感染防控各项规章制度，做好医疗队日常的感控监督检查工作。

6. 按照国家相关规定，规范化管理医疗废物、废水。

二、感控专职人员工作制度

为进一步做好医疗队新冠病毒防控工作，确保各项措施有效落实，最大限度确保医务人员及患者健康和生命安全，特制定本制度。

1. 根据各自医疗队不同岗位制定培训内容，并持续开展培训。

2. 指导医务人员规范消毒隔离工作，严格落实标准预防，确保医务人员个人防护到位。

3. 加强医务人员健康监测，做好早期预警，如有异常及时上报。

4. 加强对感染防控工作的指导与监督，排查安全隐患，杜绝医院感染的发生。

5. 严格按照国家相关规定，加强医疗废物规范化管理。

6. 做好所负责医疗队的驻地管理及监督工作，督促落实各类人员闭环管理。

三、感控督导员工作制度

为进一步做好医疗队新冠病毒防控工作，确保各项措施有效落实，确保医务人员及患者的健康和生命安全，特制定本制度。

1. 感控监督员应经感染控制部培训新冠病毒防控知识合格后方可上岗，参与方舱的感染防控监督与检查指导工作。

2. 感控监督员应具有较强的业务素质及能力，熟练掌握感染防控相关制度和标准。

3. 通过实时监督，指导工作人员正确穿脱防护用品，发现问题及时纠正。

4. 指导医务人员按规范做好手卫生。

5. 按要求每日开展工作区域感染管理督查工作。

6. 开展风险评估，发现安全隐患，及时上报。

7. 监督指导做好本工作区域空气、物表、环境等清洁消毒工作，规范处置医疗废物。

8. 积极参加感控部感控知识培训。

四、防护用品选用原则

岗位名称		个人防护用品类别								
		外科口罩	医用防护口罩	帽子	手套	刷手衣	隔离衣	防护服	护目镜/防护面屏	鞋套/靴套
医务人员	入舱		+	+	+	+		+	+	+
	不入舱		+	±	±		±			
	特殊岗位1		+	+	+	±		+	+	+
	特殊岗位2		+	+	+		+		+	
三保人员	入舱		+	+	+	+		+	+	+
	不入舱		+	±	±		±			
	特殊岗位3		+	+	+			+	+	+
	特殊岗位4		+	+	+			+	+	+
	特殊岗位5		+	+	+		+		+	+
患者		+								
舱内志愿者		+								

注："+"指需采取的防护措施。"±"指根据工作需要可采取的防护措施。

特殊岗位1：舱外核酸采样岗、工勤感控岗、方舱CT岗。

特殊岗位2：物表核酸采样岗。

特殊岗位3：舱外消杀岗、舱外环卫岗。

特殊岗位4：司机岗（送舱内人员）、送餐岗（为舱内）、安保岗（患者入口）、酒店消杀岗。

特殊岗位5：舱内保洁（为舱内志愿者）。

五、清洁区清洁消毒制度

根据《新型冠状病毒肺炎防控方案（第九版）》和《医疗机构内新型冠状病毒感染预防与控制技术指南（第三版）》文件要求，结合医疗队实际情况，特制定本制度。

1. 清洁区：包括办公区域、更衣室、防护用品穿戴处、库房。

2. 清洁消毒原则：

（1）消毒液现配现用，做好消毒剂浓度监测，浓度合格后方可使用。

（2）实施清洁消毒工作时，遵循先清洁后消毒的原则。

（3）办公区域、医务人员更衣室、防护用品穿戴处等区域，物表使用一次性消毒湿巾擦拭，每日4次；地面用1000mg/L的含氯消毒液浸泡后的一次性地巾拖拭消毒，每日至少2次；对门把手、桌面、椅子、键盘、鼠标等高频接触的物表可适当增加消毒频次。

（4）清洁区应保持良好通风，通风不良区域使用空气消毒机进行消毒，每日4次，每次1小时。

（5）做好空气消毒机、紫外线灯等各类消毒登记。

六、污染区清洁消毒制度

根据《新型冠状病毒肺炎防控方案（第九版）》和《医疗机构内新型冠状病毒感染预防与控制技术指南（第三版）》文件要求，结合医疗队实际情况，特制定本制度。

污染区：包括舱内所有区域、患者通道、污物通道。

1. 清洁消毒原则：

（1）消毒液现用现配，做好消毒剂浓度监测，浓度合格后方可使用。

（2）实施清洁消毒工作时，遵循先清洁后消毒的原则，由上而下，由里到外，由轻度污染到重度污染顺序消毒。

（3）各区域物表使用一次性消毒湿巾擦拭，每日4次；地面使用1000mg/L的含氯消毒液浸泡后的地巾拖拭消毒，每日至少3次；对门把手、桌面、椅子、键盘、鼠标等高频接触物表可适当增加消毒频次。

2. 日常消毒要求：

（1）空气消毒：方舱内应保持良好通风，首选开窗通风，每天至少 2~3次，加强空气流通，每次时间不得少于30分钟。如不满足开窗通风条件，可使用空气消毒机或紫外线消毒灯进行消毒，空气消毒机可持续开启进行消毒，必须在无人条件下用紫外线消毒灯进行消毒，每次1小时。

（2）物体表面和地面消毒：

①床单元及公共区域的物表用一次性消毒湿巾擦拭消毒（包括床头柜、床栏、椅子、储物柜等高频接触的物表），每日4次；地面用 1000mg/L的含氯消毒液浸泡后的地巾拖拭消毒，每日2次，并做好记录，遇污染随时消毒，注意患者床单元应一患一巾。

②诊疗护理用具使用后用一次性消毒湿巾擦拭消毒，需要浸泡的用具可用1000mg/L的含氯消毒液浸泡30分钟后清水冲洗干燥备用。

③卫生间用一次性消毒湿巾或1000mg/L的含氯消毒剂擦拭台面、便器、洗手池等，每日4次，遇污染随时消毒并做好消毒记录。

④被患者血液、体液、呕吐物、排泄物等污染的物体表面使用一次性消毒湿巾擦拭消毒，地面使用1000mg/L的含氯消毒液拖拭，作用30分钟以上，再清水拖拭。

⑤患者的排泄物、分泌物、呕吐物污染的床单、被服按医疗废物处置。

⑥清洁工具应分区使用，各区域之间禁止交叉，用后洁具先清洗，再使用1000mg/L的含氯消毒液浸泡30分钟后清水冲洗，悬挂晾干备用。

（3）餐（饮）具消毒：餐（饮）具建议使用一次性包装，使用后用双层医疗废物袋收集，按照“新冠”医疗废物处理。

（4）污染物消毒：少量污染物可用一次性吸水材料（如纱布、抹布等）蘸取5000mg/L的含氯消毒液（或消毒湿巾）小心移除。大量污染物应使用一次性吸水材料完全覆盖后用足量的5000mg/L含氯消毒液浇在吸水材料上，作用30分钟以上，小心清除干净。清除过程中避免接触污染物，清理的污染物按照医疗废物集中处置。清除污染物后，应对污染的环境物体表面进行消毒。

七、方舱CT院感染防控制度

严格落实患者的分流和风险管控，新冠病毒感染者需要行CT检查时，申请病区工作人员须提前电话通知放射人员做好准备，叮嘱患者全程戴医用外科口罩。

1. 准备工作：

（1）放射技师接到病区患者需要行CT检查通知后，安排检查CT室，并通知进行警戒。

（2）放射技师做好个人防护后进入CT室，电话通知病区可以引领患者行CT检查。

（3）放射技师在机床上铺一次性使用中单。

（4）准备就绪，接患者进入CT室，指导体位及宣教。

2. 人员管理：

（1）患者管理：控制患者数量，落实“一米线等候”措施，避免人员聚集。检查执行“一室一患”，患者入室穿一次性鞋套，全程佩戴医用外科口罩。患者进入检查室前做好手卫生，尽量减少物表接触。患者经所在病区工作人员引导由指定路线进入CT室检查，完毕后再进行手卫生后由工作人员引领送回病区。

（2）医务人员管理：工作人员严格按照《医疗机构内新型冠状病毒感染预防与控制技术指南（第三版）》穿脱流程正确穿戴防护用品。检查过程中当个人防护出现破损等暴露行为应退出污染区，按流程脱去防护用品，逐级上报。各诊疗、检查区域入口应配备足量、便捷的手卫生装置及消毒湿巾，保证速干手消毒剂、消毒湿巾随手可及。严禁穿着接触过患者的防护用品进入生活区或其他相对清洁的工作区域。

3. 清洁消毒：清洁消毒由放射技师和消杀人员完成，减少无关人员参与。

（1）设备的清洁消毒：

①CT设备物体表面，包括机架、检查床、控制面板、数据显示面板、扬声器、VSM（生理信号检测单元）、CT控制盒、输液架、检查床附件、急停按钮、操作间控制台、VSM手持端、手持端遥控器等，使用75%酒精湿巾擦拭消毒或遵循厂家说明书。

②VSM手持端遥控器则应在每次使用完成后对按键用75%酒精消毒湿巾擦拭消毒。患者直接接触的CT设备表面及CT室内其他物体表面每次检查完成后立即消毒清洁，遇污染及时消毒。

③注意事项：切勿使用气体、腐蚀性、溶解性消毒剂，勿采用喷雾方式对CT部件和环境进行消毒。使用液体清洁剂或消毒剂时，不要让液体渗入到系统内，否则可能损坏系统电子元件。对于电子元件密集的部件使用液体溶剂时，建议关机断电后进行。避免使用刮、磨等方式对设备表面进行去污作业。用于产品的消毒剂应该符合相关法规并遵循消毒剂的使用原则。在保证消毒效果的基础上避免采取其他有可能损害设备的消毒方式。

（2）环境的清洁消毒：

①空气消毒：选择机械通风，放射技师每次检查前30分钟进入CT室开启，检查结束后，进行环境清洁消毒，消毒结束后关闭。使用人机共处的空气消毒机，每次检查前开启，检查完成后持续开启1小时。紫外线灯消毒在CT设备暂停使用阶段及无人状态下使用，每次照射时间1小时，规范进行灯管辐照强度监测。

②物表清洁消毒：有肉眼可见污染物时，应先完全清除污染物再消毒。CT检查床上备一次性中单，保证一人一用一更换。高压注射器等一次性无菌物品严格一人一用一更换。先用清水洗净拖布，然后用1000mg/L的含氯消毒剂浸泡30分钟以上。用浸泡后的拖布擦拭地面。擦拭完地面后用清水洗净拖布，再用1000mg/L的含氯消毒剂浸泡拖布，悬挂晾干备用。

4. 医疗废物管理：CT室产生的医疗废物以及患者废弃物均按照感染性废物处置。使用黄色专用医疗废物袋双层盛装医疗废物，不超过3/4满，分层封扎，采用鹅颈式封口，两层包装袋外表面均用1000mg/L的含氯消毒液喷洒消毒，贴标有“新冠”的标签。规范交接，记录齐全。

八、诊疗器械、器具与物品清洁消毒制度

为严格落实《医疗机构消毒技术规范》（WS/T367–2012）和《医疗机构内新型冠状病毒感染预防与控制技术指南（第三版）》要求，做好医疗器械、器具等物品的清洁消毒，特制定

本制度。

1. 工作原则：

（1）新冠病毒感染者使用的器械、器具和物品尽量选择一次性诊疗用品。

（2）收治新冠病毒感染者时使用的可重复使用器械，使用后应密闭存放，安排专人将专用工具尽快送至消毒供应中心，消毒供应中心遵循先清洗后消毒的原则，在清洗间指定区域用清水或有消毒杀菌作用的医用清洗酶规范清洗后再进行灭菌。

2. 消毒或灭菌方法：

（1）耐热、耐湿的诊疗器械、器具和物品：应首选压力蒸汽灭菌法，耐热的油剂类和干粉类等应采用干热灭菌法。

（2）不耐热、不耐湿的物品：宜采用低温灭菌方法，如环氧乙灭菌、过氧化氢低温等离子灭菌等。

（3）物体表面消毒宜考虑表面性质：光滑表面宜选择合适的消毒剂擦拭或紫外线灯照射消毒，多孔材料表面宜采用浸泡或喷雾消毒法。

九、终末消毒制度

为规范新冠病毒感染者在出院、转院或死亡后，保证其污染的物品和场所得到有效清洁消毒，特制定本制度。

1. 消毒范围与对象：新冠病毒感染者居住过的床单元及转运工具等，在患者出院、转院或死亡后均应进行终末消毒处理。终末消毒对象包括疑似、确诊患者排出的污染物（血液、分泌物、呕吐物、排泄物等）及其可能污染的物品和场所。

2. 消毒措施：

（1）物体表面、地面消毒时，应先清除污染物，再用1000mg/L的含氯消毒液擦拭或拖拭消毒。

（2）空气：可充分进行自然通风，或使用空气消毒机、紫外线灯辐照消毒。

（3）床单、被套：在收集时动作应轻柔，避免产生气溶胶，可按医疗废物集中处理。

（4）被、枕芯：使用床单元消毒机进行消毒。

（5）转运交通工具：物体表面用一次性消毒湿巾擦拭，地面用1000mg/L的含氯消毒液浸泡后的地巾拖拭消毒，作用30分钟后再用清水擦拭。

（6）医疗废物处置：遵循《医疗废物管理条例》和《医疗卫生机构医疗废物管理办法》的要求，患者产生的所有垃圾均按医疗废物处理。医疗废物3/4满时，使用双层包装袋，鹅颈式分层封扎，在离开污染区前对包装袋表面采用1000m/L的含氯消毒液喷洒消毒。医疗废物由洁到污，不逆流。

十、防护用品脱卸区清洁消毒制度

1. 清洁消毒原则：

（1）消毒剂现用现配，用测试纸测试浓度合格后使用。

（2）实施消毒时，遵循先清洁后消毒原则，由上而下，由里到外，由轻度污染到重度污染。

2. 清洁消毒要求：

（1）空气消毒：首选自然通风，也可使用空气消毒机进行消毒，每次 1小时，每日4次；无人条件下使用紫外线灯照射消毒，每次1小时，每日4次。

（2）物体表面消毒：桌、椅、门把手、穿衣镜、医疗废物桶等物体表面采用消毒湿巾进行擦拭消毒，每日4次。遇污染随时消毒，产生的所有垃圾均按医疗废物集中处置。

（3）地面消毒：使用1000mg/L的含氯消毒液浸泡的地巾拖拭消毒，每日4次。遇污染随时消毒。

十一、更衣室清洁消毒工作制度

为规范工作人员行为，保障工作环境安全，结合方舱医院工作实际特制定本制度。

1. 工作人员着尺码大小合适的刷手衣，规范穿戴全套防护用品后方可进舱。

2. 工作结束后按流程脱卸防护用品，至更衣间更换刷手衣。

3. 工作人员使用后的刷手衣应放置于储物桶红色水溶性塑料袋内，不得随意丢弃于桌面、台面和地面。

4. 每班次工作人员更衣结束后，更衣室管理人员即刻对室内环境进行清洁消毒并做好记录。

（1）物表使用一次性消毒湿巾或1000mg/L的含氯消毒剂的布巾擦拭消毒，含氯消毒剂擦拭作用30分钟后，清水擦去余氯。

（2）地面用1000mg/L的含氯消毒剂的地巾拖拭消毒，作用30分钟后，清水拖去余氯。

（3）空气使用空气消毒机或紫外线灯照射消毒（无人情况下）。

十二、通勤车辆清洁消毒制度

根据《医疗机构内新型冠状病毒感染预防与控制技术指南（第三版）》和国务院应对新型冠状病毒感染的肺炎疫情联防联控机制印发的《公共交通工具消毒操作技术指南》特制定

本制度。

1. 物表消毒：对车内物表如驾驶员汽车方向盘、车里护栏、座椅表面等，选用一次性消毒湿巾擦拭消毒，每班次1次，对门把手、椅子等高频接触物表增加消毒频次。

2. 车内地面消毒：地面用500mg/L的含氯消毒液浸泡的拖布拖拭消毒，每班次1次。遇污染时随时清洁消毒。

3. 空气消毒：正常状态提倡自然通风，可开窗通风低速挡行车，在停放期间每班次保持自然通风，每次至少30分钟。

4. 终末消毒：出现特殊应急情况由专业人员进行彻底清洁消毒。

5. 注意事项：

（1）摘除窗帘、椅套等不易清洁织物。

（2）当班司机要全程规范佩戴医用防护口罩，能开窗时尽量保持开窗通风。

（3）车内配置含醇类的快速手消毒液（需标注开启及失效日期）及消毒湿巾（含75%酒精），方便乘车人员随时取用。

十三、医疗废物处置制度

为规范方舱医院各区域医疗废物收集、转运、处置工作，根据《医疗卫生机构医疗废物管理办法》《医疗废物管理条例》《关于进一步规范疫情期间医疗废物处理工作的紧急通知》相关文件要求，结合医疗队实际特制定本制度。

1. 医疗废物的收集：

（1）新冠病毒感染者产生的废弃物，均应按照医疗废物进行处置。

（2）医疗废物专用包装袋、利器盒的外表面应当有警示标识，在盛装医疗废物前，应进行认真检查，确保其无破损、无渗漏。医疗废物收集桶应为脚踏式并带盖。医疗废物达到包装袋或者利器盒的3/4时，使用双层包装袋鹅颈式分层封扎。

（3）盛装医疗废物的包装袋和利器盒的外表面被污染时应增加一层包装袋。分类收集使用后的一次性隔离衣、防护服等物品时严禁挤压。每个包装袋、利器盒应系有或粘贴标签，标签内容包括医疗废物产生部门、产生日期、类别，并在特别说明中标注“新冠”。

2. 医疗废物的处理：

（1）收治新冠病毒感染者产生的医疗废物，使用双层包装袋，鹅颈式分层封扎，离开污染区前用1000 mg/L的含氯消毒液喷洒消毒或加套一层医废袋。

（2）医疗废物中含病原体的标本和相关保存液等高危险废物，应在产生地点进行压力蒸汽灭菌或者化学消毒处理，然后按照新冠医疗废物收集方法处理。

3. 医疗废物的转运、贮存及交接：

（1）在运送医疗废物前，应当检查包装袋或者利器盒的标识、标签以及封口是否符合要求。运送车应封闭运送，工作人员在运送医疗废物时，应当防止造成医疗废物专用包装袋和利器盒的破损，防止医疗废物直接接触身体，避免医疗废物泄漏和扩散。每天运送结束，运送工具用1000mg/L的含氯消毒液进行清洁消毒处理。

（2）医疗废物应安排专人，按照规定转运路线转运至医疗废物暂存点。

（3）医疗废物暂存处应在舱外单独区域设置，并有专人管理，防止非工作人员接触医疗废物。暂存处的医疗废物应尽快交由医疗废物处置单位进行处置。每次转运结束后立即用1000mg/L的含氯消毒液对医疗废物暂存处地面进行清洁消毒。

（4）医疗废物暂存处工作人员应规范清洗消毒医疗废物转运桶并运送至指定位置供临床使用。

（5）严格执行危险废物转移联单管理，对医疗废物进行登记。登记内容包括医疗废物的来源、种类、重量或者数量、交接时间、最终去向及经办人签名，特别注明“新冠”，登记资料保存3年。

十四、工作人员管控制度

1. 工作人员分类：包括医疗队人员、工勤人员、外围管理人员、外围进入人员。

2. 总体要求：

（1）认真做好人员健康监测。每日进行体温测量及咳嗽、嗅觉味觉减退等与新冠肺炎相关的其他症状监测，填写健康监测信息，并提交上报。如有发热、咳嗽、腹泻、嗅觉味觉减退等与新冠肺炎相关的症状不能进入工作岗位的人员，应及时主动向队长及负责人说明情况，并及时报告感控部。

（2）医院入口严格管控：

①车辆须在大门口核验，外来非因公车辆一律不准进入。

②切实加强医院疫情防控管理，无直接业务往来工作人员禁止进入院区，确需进入院区人员按照外来人员入院登记流程执行。工作人员每日进入院区时扫“青城码”（门外张贴），出示绿码和24小时内核酸检测阴性证明后进入。

（3）医院病区封闭管理：

①未经感控组防护服穿脱培训或培训不合格者一律禁止上岗。

②各组应严格遵守各项医院感染防控措施，在院期间严格按照分区管理要求，遵照各区进出路线，进入各自的岗位区域。

③严禁在病区内用餐。

④工作人员在病区工作时严格执行感染防控制度，避免进行与工作内容无关行为，严格落实手卫生。

（4）集中居住点闭环管理：

①对所有工作人员严格实施集中居住管理，一律服从安排入住闭环酒店。

②所有工作人员一律按照规定统一行动，听从指挥，进出酒店及在院区内一律佩戴医用防护口罩。

③工作人员在闭环酒店不私自外出、不串门、不聚集。

④闭环酒店严格管理，安排专人专班管理进出人员。

⑤各组应严格遵守闭环管理要求，做到工作人员上、下班统一乘坐酒店专用通勤车，做到医院、酒店“两点一线”，闭环管理期间严禁私自驾驶私家车，乘坐社会公共交通工具及相关未纳入闭环管理统一调派的车辆自行上、下班。

⑥各部门、各医疗队应合理安排工作时间和调配人员，避免过度劳累，不得带病上岗。

十五、闭环酒店管理制度

为进一步做好闭环管理酒店感染防控工作，最大限度降低感染发生，保障医务人员健康安全，根据《医疗机构内新型冠状病毒感染预防与控制技术指南（第三版）》相关规定，结合实际制定本制度。

1. 适用范围：所有闭环管理酒店入驻人员，包括医护、行政、后勤保障、酒店工作人员、通勤车司机等。

2. 闭环酒店人员管理：

（1）所有入驻人员均应严格实行闭环管理。

（2）工作期间安排单人单间居住，所有人员在闭环酒店与工作地点间实行两点一线，上、下班固定通勤车辆接送，不得随意出行。

（3）所有人员不得收取快递、外卖，不得与社会面接触。

（4）结束工作回到闭环酒店房间后，不得擅自外出、聚集。

（5）在闭环管理期间，每日按时填写健康监测调查表，出现健康码、行程码异常及身体不适等情况，应及时上报派出单位负责人，并上报医疗救治组及感控部。医疗队员有身体不适者，由所在医疗队医疗专家进行评估，由医疗救治协调组负责后续医疗救治工作。

（6）按要求做好个人防护，严格执行手卫生，定时开窗通风，做好房间的清洁与消毒工作。

3. 酒店工作人员管理:

(1)酒店工作人员实行闭环管理,其他要求参照所在酒店管理要求执行。

(2)酒店工作人员每日按照要求完成核酸检测。如出现健康码异常及其他身体异常情况,需就地隔离,不得继续参与服务工作,及时报告负责人,并上报卫生健康主管部门派驻的监管单位负责人。

4. 闭环酒店清洁消毒:

(1)驻地酒店工作人员应做好楼道、电梯等公共区域的清洁消毒工作,每日至少4次,必要时增加频次。

(2)入驻人员房间内地面、物表清洁消毒及开窗通风由入驻人员个人完成。

(3)物表使用一次性消毒湿巾擦拭消毒,地面(地毯无须消毒)使用 500mg/L的含氯消毒剂拖拭,空气采用自然通风。

5. 闭环酒店公共区域环境核酸检测工作:

(1)环境物表核酸采样工作由感控部人员负责,标本转运由核酸采集人员负责转运至指定验室进行检测。

(2)定期对闭环酒店公共区域高频接触物表进行核酸采样。

6. 闭环酒店医疗废物处置工作:

(1)使用垃圾袋收集并封扎后,放置在房间门口或酒店指定垃圾收集处,由专人统一收集处置。

(2)处置方式:双层包装袋,鹅颈式分层封扎,外表面用1000mg/L的含氯消毒液喷洒消毒,粘贴标签。

十六、工作人员核酸检测制度

1. 院区内所有工作人员,均应按要求每24小时进行一次核酸检测工作。

2. 有进入隔离病区工作人员均应接受核酸检测,结果阴性后方可进入病区开展工作。外围工作人员每工作日必须进行核酸检测。

3. 各病区要指定专人负责督促完成核酸检测工作,并做好统计将核酸检测信息上报感控部。

4. 工作人员必须按时进行核酸检测,如未按时检测造成相关严重后果,追究相关责任。

5. 感控部一旦收到工作人员出现核酸检测异常信息,及时上报指挥部,进行风险评估,及时排查新冠病毒感染,启动应急预案,排查结束前应进行有效隔离。

十七、环境物表新冠核酸监测制度

为及时掌握方舱医院环境物表核酸污染情况，第一时间识别疫情传播风险，及时采取有效消杀措施，有效阻断环境中新冠病毒传播途径，根据《医疗机构消毒技术规范》WS/T367–2012、《医院消毒卫生标准》GB15982–2012等相关规范及行业标准的要求，结合方舱医院实际情况制定本制度。

1. 监测内容：对方舱外围行政指挥部办公场所，医务人员更鞋室、更衣间与第二脱卸间，工勤人员更衣间与第二脱卸间，方舱CT更衣间与第二脱卸间，闭环管理酒店，通勤车辆，方舱外围等环境及物体表面进行监测，采样人员可根据情况增加采样位点。

2. 监测方法：

（1）样本的采集：

①采样装备：病毒采样箱、病毒采样管（6mL）、采样棉签、生物安全袋（小号）、记号笔、隔离服、防护服、口罩、面屏、手套、鞋套、手消毒剂、黄色医疗垃圾袋等。

②采样要求：按时规范采样，以十点混采的方法采集环境物表高频接触的部位及物体表面的拭子样本。每次采样前，先执行手卫生。采样时手指应握住采集拭子头另一端的顶部，蘸取病毒采样液使采集拭子湿润，在需要采集的物体表面的适当部位来回均匀涂抹5次，同时转动采集拭子。涂抹完成后将拭子头置入管中，拭子折断点置于管口处，稍用力折断使拭子头落入采集管的液体中，将手握部分的拭子杆扔到医疗废物垃圾袋中，旋紧管盖，进行手卫生。

被采表面<100厘米^2，取全部表面；被采表面≥100厘米^2，分4个区域（每个25厘米^2）多点分布采样。采集完毕后，使用75%酒精或0.2%含氯消毒剂对采样管外表面进行消杀，并单独放入小自封袋中，封口后对小袋外表面进行消杀，一起放入送样袋中。

③采样记录：各医疗组采样人员应记录样本采集时间、位置、采样点数、样本条码号（后五位数）等内容。

④注意事项：采集过程中应避免人为因素造成的样本污染。采样人员应保持手部清洁，采样过程中除拭子外，手及身体其他部位不可触碰采样位置，手指及手指接触的拭子部分不应触碰采样管管口及内壁。采样过程中随时对采样人员手、装病毒采集管的自封袋和转运箱进行消毒。

（2）样本的交接：各医疗组采样人员每日需核对清楚样品信息与数量，采样工作结束后，将样品统一放置于环境监测样品生物安全转运箱内，并标注医疗组名称与样品数量。环境监测小组送样人每日核实所有样本信息与数量。

（3）样本的转运：样本采集后，室温放置不超过4小时，应于2～4小时内送到PCR实验室。

送样人在运送前用75%酒精对转运箱外表面均匀喷洒消毒，运送过程中，保持箱体直立，避免颠簸，全程严禁开箱，由专人专车进行转运。

（4）实验室检测：由金域医学检验中心按照《新冠病毒标本采集和检测技术指南（第九版）》对样本进行检测。

（5）信息收集、上报与反馈：各医疗队采样人员每日将采样记录电子版发送至感控部环境监测小组。感控部建立核酸监测采样台账记录，存档每批核酸检测结果。

发现核酸检测阳性结果，应立即报告感控部负责人，科室组织查找原因，提出整改措施并立即执行整改。及时向区域消杀负责人反馈，及时对结果异常区域进行消杀。在消杀结束后，再次进行环境物表核酸采样，复检至合格为止。

十八、感控培训考核制度

1. 培训对象：方舱医院所有工作人员，包括医护、检验和放射等医技部门人员，行政管理和后勤部门人员，保洁、保安、设备维保人员和志愿者等。

2. 培训内容：应包括各项感染防控制度与措施、方舱的进出流程、患者宣教和管理、工作人员的个人防护与健康监测等，具体包括以下内容：

（1）感染防控制度与措施：包括标准预防与额外预防措施、环境清洁消毒、可复用诊疗器械/物品清洁消毒、驻地酒店管理、职业暴露应急处置、标本转运感染防控措施、医疗废物收集及转运要求和出院患者床单元终末消毒等。

（2）方舱医院进出流程：方舱医院三区（或二区）两通道布局以及各区流线图。

（3）患者宣教和管理：患者健康宣教要点（手卫生、正确佩戴口罩方法、咳嗽礼仪、保持个人卫生与环境卫生）、外出检查流程等。

（4）工作人员的个人防护与健康监测：根据工作岗位风险等级正确选择防护用品、规范穿脱防护用品流程、定期核酸检测、每日健康监测及出现异常后上报流程等。

（5）其他感染防控相关知识与要求。

3. 培训方式与培训效果考核：

包括理论和实践培训。理论培训可采取面授或网络多媒体等形式，防护用品的选择和正确使用由感控专职人员进行示教培训和现场考核，考核合格后才能进入方舱医院工作。

同时，感控专职人员还可通过每日入舱现场督导的方式，对防护用品穿脱流程以及各项防控措施进行考核，根据督导考核记录评价实践技能水平。对于防护用品穿脱现场督导考核不合格的人员，应要求其暂停上岗，并重新培训考核，合格后再返岗。对于其他防控措施考核不合格的人员，需要再次培训，并限期整改。

另外，对工作中发现的共性问题和隐患应进行强化培训。培养工作人员风险管理意识，自觉落实各项感控措施。

十九、感控巡查整改制度

1. 工作内容：

（1）强化各病区、各部门院感自查：各病区、各部门负责人在每日工作中加强管理，落实感染控制规范，规范院区医疗护理行为，加强落实每位工作人员医院感染预防控制的责任，将感染防控融入每日工作细节。

（2）进一步加强院级质控巡查。方舱医院主要负责人牵头，感控部、护理部、医务部等要认真落实院级院感质控检查，感控部每日督查巡查方舱医院各项感控工作的落实、工作人员健康监测、核酸检测和闭环管理、驻地酒店管理等情况，建立问题台账，跟踪督办，抓好整改落实。

2. 工作要求：

（1）进一步树立感染防控的底线红线思维。认真查找感染防控存在的短板漏洞，抓细抓实各项感染防控举措。科学遴选确定方舱医院内的风险隐患，切实履行防控责任，加强工作统筹调度，杜绝工作上存在的松懈和侥幸心理，严格落实防外溢的各项措施。

（2）做好"人、物同防""医、患同防"。抓好方舱医院的人员、车辆和物资"入口关"，在满足正常通行需求的前提下，严格控制入口开放数量。进入方舱医院所有人员均应当查验健康码，测量体温，佩戴工作证，正确佩戴口罩，保持安全距离，注意咳嗽礼仪和手卫生。

（3）加强重点场所、重点人群管理。对维修、物流配送等外来人员和物品严格管理，每日开展一次外环境检测。

（4）严格防护措施落实检查。方舱医院内工作人员应当全程佩戴医用防护口罩并做好手卫生；住院患者在病情允许时应当佩戴口罩，外出检查重点做好戴口罩、手卫生等防护措施。

（5）加强环境清洁消毒检查。做好诊疗环境的通风、空气消毒管理。严格执行《医疗机构消毒技术规范》，做好医疗器械、器具和物品等的清洁消毒；加强对病区环境（物体表面、地面等）的消毒管理，对于重点部门高频率接触的物体表面要增加消毒次数。严格患者呼吸道分泌物、排泄物、呕吐物的处理，严格终末消毒等记录检查。

（6）各科室各部门要建立问题台账，销项落实整改措施。主要负责人、分管负责人每日召开专题会，讨论研究感染防控巡查整改情况，及时解决问题。

（7）严格落实检查巡查责任，切实加强方舱内感染防控管理的质量控制，及时发现隐患漏洞，持续质量改进。

二十、感控相关工作流程

1. 医务人员防护用品穿戴流程：

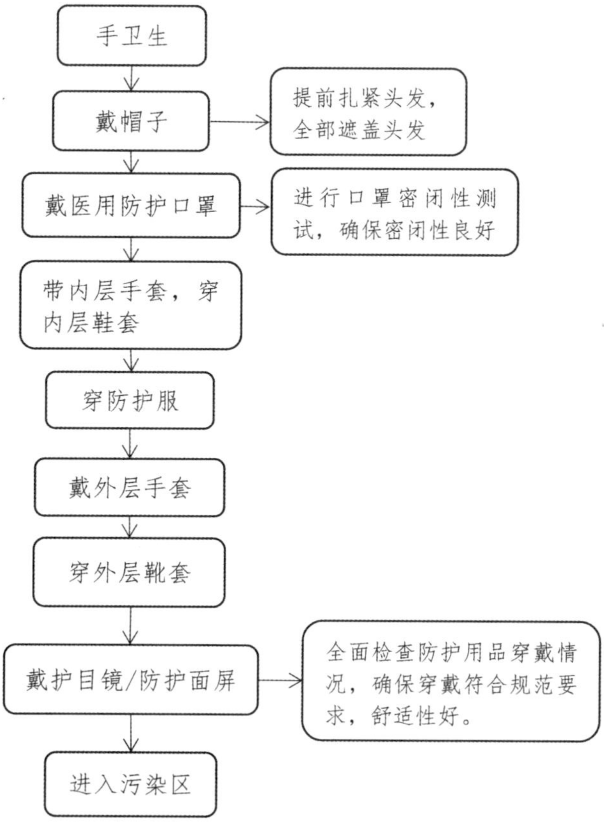

2. 医务人员防护用品脱摘流程（一脱区）：

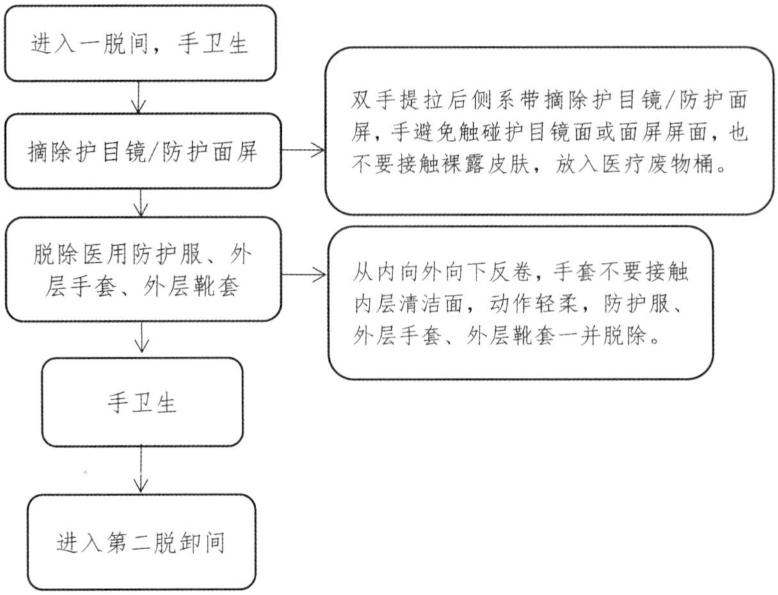

3. 医务人员防护用品脱摘流程（二脱区）：

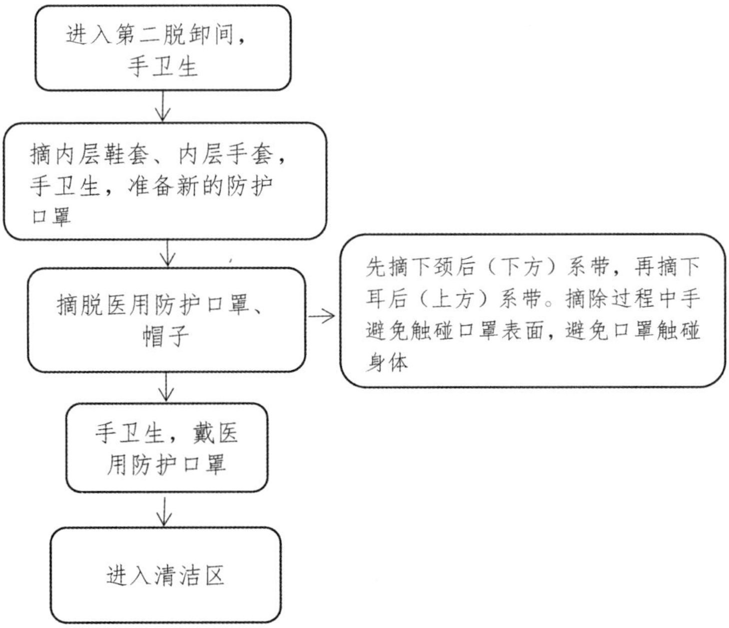

4. 消毒液配比方法：

（1）含氯消毒片配制方法：

清洁区：有效氯浓度1000mg/L=1L水+2片；

潜在污染区：有效氯浓度1000mg/L=1L水+2片；

污染区：有效氯浓度1000mg/L=1L水+2片；

有可见污染物时采用有效氯浓度2000mg/L=1L水+4片。

（2）84消毒剂配制方法：

清洁区：有效氯浓度1000mg/L=1L水+20mL 84消毒剂；

潜在污染区：有效氯浓度1000mg/L=1L水+20mL 84消毒剂；

污染区：有效氯浓度1000mg/L=1L水+20mL 84消毒剂。

有可见污染物时采用有效氯浓度2000mg/L=1L水+40mL 84消毒剂。

5. 清洁消毒流程：

（1）空气消毒：以下方式可任选一种。

①有人情况下，可使用移动式空气消毒机，持续开启，依据仪器说明书操作。待机状态下，按“启/停”键，启动1小时消毒，显示“剩余时间01：00”；待机状态下，按1至9（按一次），再按“启/停”键，启动对应的小时消毒，显示为剩余时间“0X：00”，在工作过程中，再按“启/停”键，返回到待机状态。

②污染区空气消毒：空气消毒前，清除所有医疗废物；打开室内柜门、抽屉、卫生间门、马桶盖等，关闭门窗；使用专用消毒机器，待机状态下，按“启/停”键，默认消毒时间为2小时，按“上下箭头”键可设定消毒时间，每次加/减30分钟。无人情况可使用紫外线灯管辐照，消毒时关闭门窗，每日至少3次，每次≥30分钟。

（2）物体表面/地面清洁与消毒：

①地面湿式清洁：从相对清洁区域到污染区域的顺序，使用 1000mg/L的含氯消毒液擦拭、拖拭消毒，作用至少30分钟；有明显污染物时，先使用一次性吸水材料完全覆盖后，喷洒5000～10000mg/L的含氯消毒液至湿透，作用30分钟后移除，清洁干净。复用的清洁用具使用后及时消毒，可用1000mg/L的含氯消毒液浸泡30分钟后，清水冲洗，干燥备用。

②物体表面消毒：物表使用1000mg/L的含氯消毒液或消毒湿巾（不可使用含单链季铵盐、氯已定成分）擦拭消毒，至少3次/日。

a.桌面、台面、床头柜、床边治疗带、使用后的医疗设备和设施、垃圾桶等内外表面可使用1000mg/L的含氯消毒液或消毒湿巾擦拭，仪器、设备等不耐腐蚀的物体表面使用消毒湿巾擦拭。

b.排入其他容器中的污染物，应使用20000mg/L的含氯消毒液浸泡2小时消毒处理后，用流动水冲洗干净；便器使用1000mg/L的含氯消毒液浸泡消毒30分钟后，流动水冲洗。

c.医疗废物桶使用1000mg/L的含氯消毒剂擦拭内表面后使用消毒湿巾擦拭外表面，最后擦拭脚踏板。

d.紫外线灯每周用75%酒精擦拭消毒，定期紫外线强度监测。

（3）被褥及织物消毒：

①使用床单位消毒机按说明书进行消毒；

②床单被套等一次性使用，使用后按医疗废物处理。

③有明显污染物时，如患者血液、体液、呕吐物等，按照医疗废物处置。

（4）环境表面消毒原则：由上而下，由里到外，由轻度污染到重度污染顺序消毒。

①人员准备：按照区域防护要求，正确穿戴防护用品。新冠疫情期间环境清洁消毒人员做好个人防护，建议穿戴工作服、工作鞋或胶靴、一次性工作帽、一次性手套、防护服、医用防护口罩、护目镜或防护面屏、防水靴套等。

②物品准备：毛巾、拖布、消毒湿巾、含氯消毒片、浸泡桶、含氯消毒液浓度测试卡、标有刻度的浸泡桶/量杯。

③消毒后验收标准：病区仪器、设备等清洁消毒到位，无污渍；物品整理归类有序；环境核酸检测结果阴性（抽查）。

6. 脱卸区工作流程：

（1）人员准备：工作人员穿戴防护用品，着二级防护进入。

（2）路线：从清洁区进入二脱区，清点物资并补充，对物表、地面、空气进行清洁消毒并记录。收集二脱区医疗废物并消毒，将消毒后医疗废物带入一脱区。

（3）收集一脱区医疗废物并消毒，放入缓冲区，由舱内保洁人员将收集好的医疗废物经医疗废物转运通道转运到医废暂存点。

（4）空气消毒：空气消毒机24小时持续对脱卸间进行消毒。每班脱卸完毕，在无人状态下使用紫外线灯照射至少30分钟。

（5）物体表面消毒：使用1000mg/L的含氯消毒剂或者一次性医用消毒湿巾擦拭物体表面。

（6）地面消毒：先用清水洗净拖布，然后用1000mg/L的含氯消毒剂浸泡30分钟以上；用浸泡后的拖布擦拭地面；使用后用清水洗净拖布，再用含1000mg/L的含氯消毒剂浸泡拖布，悬挂晾干，以待下次使用。每区使用洁具应固定。如遇大量污染物，应当使用一次性吸水材料（干毛巾）小心清除污染物后（按照医疗废物处置），再用1000mg/L的含氯消毒剂擦（拖）被污染表面及其周围2米内环境表面。

7. 病区织物消毒处理流程：

（1）工作人员穿的防护服内的工作服或刷手衣，在按照规范流程脱摘PPE后，可更换放置于可溶性红色织物袋中，由保洁人员收集，送往托管医院或第三方洗涤服务机构进行热力清洗消毒。

（2）如果在工作过程中工作服或刷手衣被患者血液、体液等污染时，应作为医疗废物处置。

（3）患者使用的床单、被罩、枕套等织物，应一人一换，使用后按照医疗废物处置。

（4）患者使用的棉絮被、床垫等不易进行清洗消毒处理的织物，如无患者血液、体液等可见污染，在患者出舱后使用床单元消毒机消毒。如上述织物被患者血液、体液等污染，应作为医疗废物处置。

8. 医疗废物收集流程：

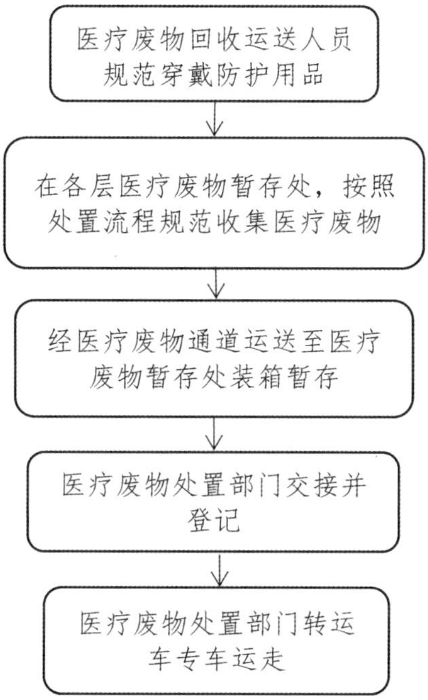

9. 医务人员职业暴露处置流程：

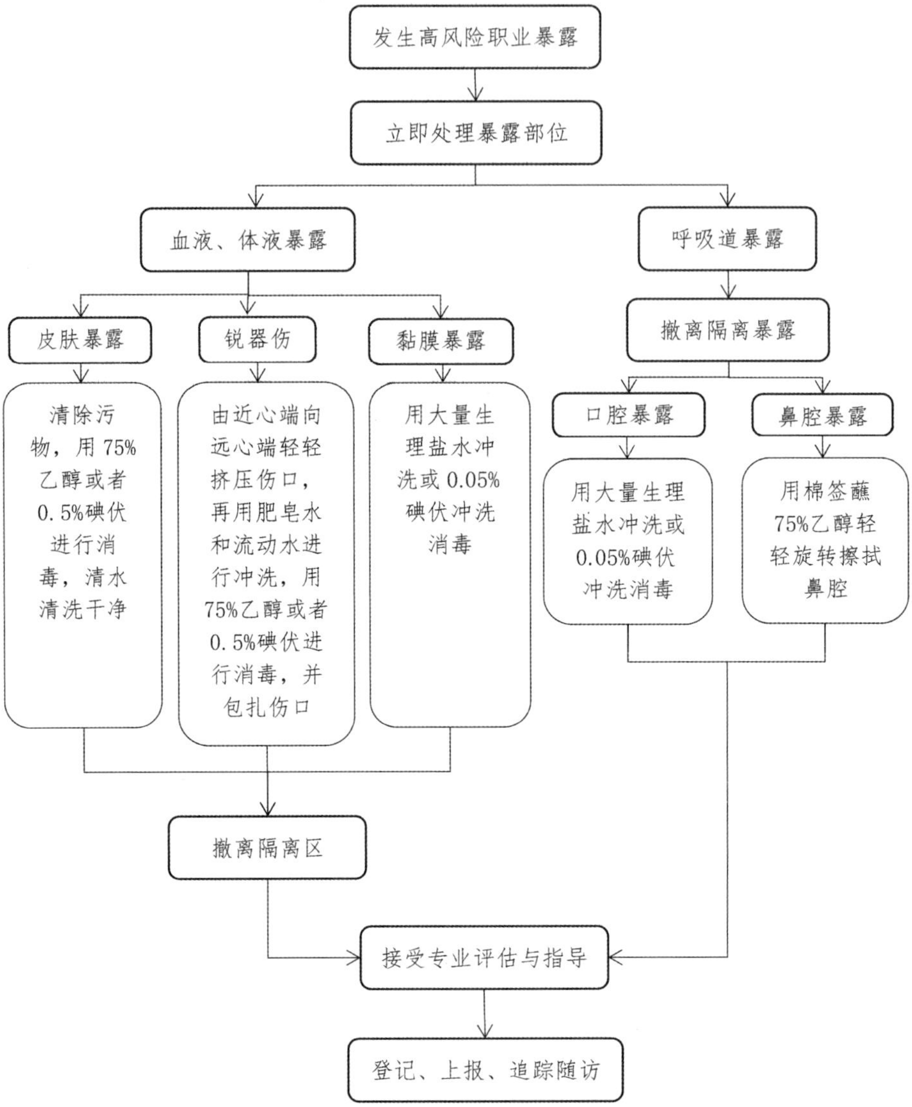

（撰写人：李昊雪；审核人：曲琳）

第七节　出入院管理

一、出入院部管理制度

1. 服从总体指挥、分工明确、主动作为、相互支持。

2. 通信通畅，保持联系电话24小时开机。

3. 遵守信息保密制度，不得随意泄露不当信息。

4. 对于患者的咨询要认真回答，详细解释，不能准确回答的记录问题并且及时反馈。

5. 特殊情况及时报备。

二、入院管理制度

1. 入院时严格按照收治标准收治患者，实行“应接尽接、应接必接”。

2. 舱内工作人员执行24小时倒班制度，每班4小时。

3. 舱内工作人员接收患者时要与转运车工作人员一对一核对患者信息，配合志愿者为患者办理入舱手续。

4. 舱外维护患者信息工作组执行24小时轮班制度，保障全天候为患者登记信息。

三、出院管理制度

1. 保障符合出舱条件患者在当日顺利出舱回家。

2. 滞留患者进行原因梳理，专人关注超长住院日患者，确保滞留人员信息及时上报相关工作群，帮助患者顺利出舱。

3. 出舱疏导组核实患者“出舱知情告知书”与“出舱患者介绍信”，保障出舱患者信息准确无误。

四、方舱医院患者入舱、出舱流程

1. 指挥部根据方舱医院提供的空余床位数及拟接收患者数量，确定转至方舱医院患者数量，并将患者名单及基本信息（包括病人身份信息、联系电话、病情信息、用药信息等）发送到方舱医院。

2. 医疗队听从医务部统一部署接收患者，患者到达方舱后，各医疗队医护人员将患者接入方舱，并分配病区及床位号，汇总后上报到医务部。

3. 危重症患者需转院的，由医疗医护人员陪同患者转至定点医院。

患者入舱流程图

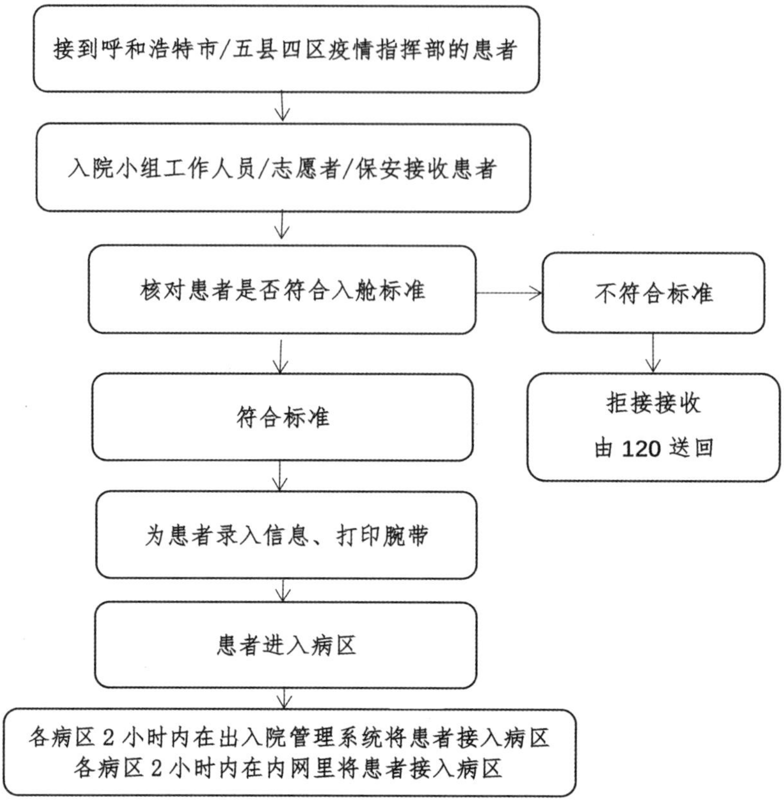

患者出舱流程图

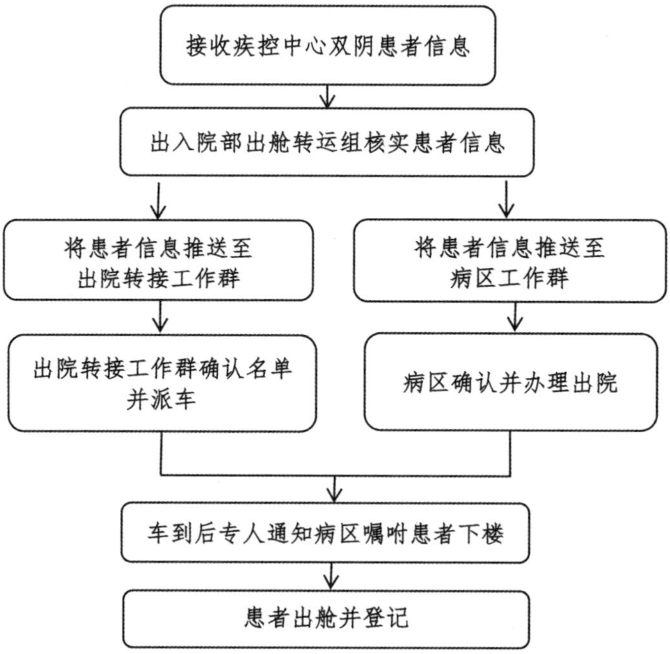

（撰写人：白茹、侯培佳；审核人：刘宏伟）

第八节　后勤保障管理

一、消防设施管理制度

1. 原有消防设施设备能正常使用；确保应急疏散照明能正常使用；地面分区疏散指示标志设置清晰；原有安全出口满足要求，且保持畅通。

2. 应按严重危险级场所配置相应数量灭火器。建筑灭火器配置按现行国家标准《建筑灭火器配置设计规范》GB50140的有关规定执行。

3. 改扩建过程中不能破坏遮挡原有消防设施，改造后建筑内应根据需求，尤其在重点部位如设备用房、病案室和信息中心（网络）机房、护士站应设置气体灭火装置。

4. 为每名医护人员配备一具过滤式消防自救呼吸器，自救呼吸器应放置在方舱医院内醒目且便于取用的位置。

二、给排水制度

1. 污水、污物处理临时移动厕所等的生活污水与洗浴区生活排水必须经过消毒处理，达到生态环境部《新型冠状病毒污染的医疗污水应急处理技术方案》（环办水体函〔2020〕52号）相关要求后排放。病区对外排放弃置的粪便、呕吐物和污、废水必须进行杀菌消毒。不得将固体传染性废物、各种化学废液弃置和倾倒排入下水道。严禁未经消毒处理或处理未达标的病区污水、医疗污水、病区污物直接排放。

2. 污水废水必须集中消毒处理，污水参考《疫源地消毒总则》（GB19193-2015）、《医院污水处理技术指南》要求处理，处理后的水质应符合现行的《医疗机构水污染物排放标准》（GB18466）。

3. 给水系统应采用断流水箱供水方式，且应设置消毒设备。

4. 卫生间和洗浴区给水管与卫生器具及设备的连接应有空气隔断或倒流防止器，不应直接相连。生活给水应设有防止管道内产生虹吸回流、背压回流等污染的措施。

5. 排水管应采用不收缩、不燃烧、不起尘材料密封。排水管上的通气管口必须设置高效过滤器或其他可靠的消毒设备，同时应使通气口四周的通风良好。排水管上的通气管口不得接入空调通风系统的排风管道。

6. 每个病区应单独设置饮用水供水点，供水点应足额提供常温直饮水、开水。生活用水水质应符合《生活饮用水卫生标准》（GB5749），开水系统也可采用瓶装水饮水机。

三、物资管理制度

1. 申请与领用：

（1）物资保障负责人根据实际需求情况，制订各类物品领用计划，报请上级审批。

（2）坚持以需定用的原则，通常情况下不得无计划、超计划领用。

（3）领用物资及药品需填写领取专用表，领取人与库管双方签字确认。

（4）物资及药品需指定专人领取、专人管理。

（5）申请各类物资及药品需填写申请表，每日下午18：00完成申请表的填写。

（6）物资领取发放时间：上午8：00—12：30，下午2：30—7：00。急用物品保障全天24小时配送。

2. 入库与验收：

（1）供货商所送货物入库时，库管人员需仔细验收，必须明确产品的要求，核对物品的种类、名称、品牌、数量、规格、型号、合格证、质保期、贮藏条件等信息，检查物品质量是否符合要求，是否有受损情况，坚决拒收伪劣、不合格产品。

（2）按照有效送货单验收，核对无误后，办理验收入库手续，双方签字确认，留底单归档。

（3）验收物资后，应做好物资的消杀和静置，然后按照物品的种类和管理要求入库存放。

3. 储存与保管：

（1）根据使用需求，及时报送申请领用计划。

（2）库存物资既要保证供应，又要防止积压。监督物资的合理使用，避免浪费。坚持计划供应，适当集中，方便领用，服务医疗的原则。

（3）负责物资领用登记、发放、回收、归档等管理工作。有专人负责入库、出库，有专人员负责验收、保管、发放。

（4）建立健全物资库存情况报表，每日清点实物库存，核对账目，要求台账符合规定，数据准确、账物相符。

（5）根据物资的用途及类别码放物品，摆放整齐，并做好标识，确保各类物资无混放或误发，合理有效使用库容，保证出入方便，整齐有序。

4. 库房管理：

（1）仓库管理要做到两齐、三清、四号定位、五防和九不，即：

两齐：库容整齐、摆放整齐。

三清：规格清、材质清、质量清。

四号定位：按物类或设备的库号、架号、格号、位号存放。

五防：防火、防盗、防鼠、防虫、防霉潮。

九不：不锈、不潮、不冻、不腐、不霉、不变质、不坏、不漏、不爆。

（2）严格执行仓库岗位责任制，无关人员不准进入库内。

（3）严禁库房内动用明火。库房消防器材配置安全，定期检查，做好防火、防盗工作。

（4）保持库房干净整洁，按时进行消杀，注意通风。

（5）严禁在库房堆放杂物、存放私人物品及私拉乱接电源线。

5. 出库与交接：

（1）各病区医疗组及其他工作人员应设置专人领取物资，履行物资出库登记手续。

（2）物品按“先进先出”的原则发放。

（3）未经部门领导同意，一律不准擅自借出。

（4）物资交接。清洁物资、餐食采取无接触式交接。运送清洁物资、餐食的外来推车、周转箱等运送工具不得进入污染区、潜在污染区。清洁物资进入交接场所前应对该场所进行环境消毒。污染区的运送工具应有明显标识，未经彻底消毒不得运出。

（5）不同班组人员工作交接应在二级防护情况下进行，或视频交接。

6. 配送与运输：

（1）设立专用生活物资运输通道。应与医疗废物通道和人员进出通道等专用道做区分，杜绝与其他通道混用。

（2）责任落实到位，指定物资配送负责人和舱内接收负责人。

（3）收到物资需求派单时迅速响应，配置物资时，认真核对各个病区需求物资的数量、种类、规格等详细信息，并分区进行包装。

（4）提前告知舱内接收人配送物资的时间、数量、种类、体积、重量等详细信息。

（5）按时将物资运送指定地点，分区摆放，并及时通知取货人员。

（6）设置专门物资交接地点，设置区域隔离带，送货取货人员应保持安全距离。

（7）配送交接物资人员做好防护，正确穿戴隔离服、手套、帽子、面罩、靴套等防护用品，做好消杀工作。

（8）运输配送过程中注意保护物资安全和人员安全，轻拿轻放，防止物资丢失和损坏。

四、餐饮预定管理制度

1. 专人负责，明确责任。

2. 了解患者餐饮需求情况，按需设置餐品种类，如清真餐、低糖餐、低盐餐、全素餐、儿童餐等。

3. 提前一日或一餐时间联系各病区负责人上报病区订餐数。

4. 将各病区订餐数量进行分区、分类统计。

5. 及时向上级订餐部门报送订餐数据。

6. 根据在院人数和出入院人数，在合理范围内预估余量，避免缺少和浪费，及时调整订餐总数。

7. 制定应急预案，设置备餐辅食，防止餐品短缺。

8. 做好记录台账。详细记录时间、病区、品类、数量。

五、车辆管理制度

1. 出入口管理：严格人员管理，工作期间、隔离期间不得外出。方舱医院、集中驻地应采取物理隔断、实时监控等有效措施。未经过批准外来人员不得进入方舱医院。

2. 车辆管理：

（1）车辆应在指定地点、指定时间接送医疗人员，方舱—酒店两点一线保障交通出行。停车场应有维护结构，驻地下车地点不得在沿街马路、人行道、居民区等人群密集通道、场所。

（2）建立通讯录及时沟通联系，保障夜班和特殊情况医疗人员的接送。

（3）工作人员往返方舱医院与驻地用车不得用作其他用途，各单位用车固定。用后专人负责消毒并记录。车辆洗消点应设置在方舱医院内，不得在社会洗车店洗车。

（撰写人：姚志强、赵经纬；审核人：高远）

第九节　医工药学管理

一、医疗器械管理

医疗器械管理主要内容包括医疗器械资产管理和合理使用监督管理两部分工作。依据呼防指通〔2022〕309号《方舱医院、定点救治医院等资产管理办法（试行）》《内蒙古自治区人民医院医疗器械管理办法》，建立健全相应物资管理制度，建立资产台账，明确管理责任，规范使用流程。对呼和浩特市疫情防控工作指挥部物资保障组配备的各类物资进行入库、登记、查验、整理、发放、出库，定期盘点库存物资，对当日入库、出库情况登记，确保出入库数据完整、清晰、明确。对临床医疗器械使用进行技术培训，监测其使用状况，并适时进行使用指导。

1. 医疗器械资产管理：方舱医院的医疗器械包括三大类，即医疗设备、医用防护用品、其他医疗器械。

（1）库房设置与管理：方舱医院医疗器械库房设置在洁净区，根据物资总量与库房容量，一部分物资室内存放，一部分物资露天存放。做好各级库房管理，各类物资分区分类摆放，标识明显。在医护通道穿区、工勤人员穿区、舱内各病区分设二级库，储备常用物资以便随时使用。做好物资的保管，落实防晒、防雨、防寒、防潮等措施。配备计算机、打印机以及消防、防盗等必备基本设施。

（2）医疗器械目录：

①各病区常备医疗设备包括心电监护仪、心电图机、除颤仪、电动吸引器、输液泵、注射泵、空气消毒机、紫外线消毒灯、简易呼吸器、抢救车。根据患者特殊情况，也有病区配备氧气瓶、正压通气治疗仪、指脉氧检测仪、血压计、麻醉喉镜、转运呼吸机、轮椅等。

②医用防护类用品包括一次性使用防护服、一次性使用防护口罩、一次性使用靴套、一次性使用帽子、一次性使用外科手套、一次性使用隔离面屏、一次性使用隔离衣、一次性使用隔离眼罩、一次性使用鞋套、一次性使用外科口罩、一次性使用检查手套、刷手衣。

③常用非防护类医疗耗材包括棉签、注射器、输液器、胰岛素笔用针头等。

（3）医疗器械申请：舱内医疗器械是由呼和浩特市疫情防控指挥部统一提供。开舱前，指挥部按照方舱医院规模配备一定数量的医用防护用品、医疗设备和其他医用耗材。开舱后，根据方舱运行情况和使用需求，医工药学部定期提出以上各类物资需求申请，由综合管理部统一行文向指挥部提出申请。指挥部无法提供的特殊医疗器械，由医工药学部向托管医院的医学工程处提出申请需求。

（4）医疗器械到货查验：医疗器械到货后履行查验手续，医用防护用品及医用耗材做好入库查验与登记，包括产品名称、规格型号、数量、批号、失效期、合格证等信息。每批次抽检产品1~2件，确保质量安全。医疗设备在入舱前进行安装调试，开机试运行。

（5）医疗器械供应：

①入舱医务人员医用防护用品供应：每日根据医务人员数量储备2~3天的用量，备于新旧两个穿区备货区，有明确标识，按照不同规格型号开箱摆放，于每日17点进行备品补充。

②舱内医疗器械供应：按照病区床位数配备一定比例的常用医疗设备，如监护仪、除颤仪、心电图机、治疗车、抢救车等。在舱外安装调试完毕，于病区开通前配送到相应病区。其他医疗器械根据各病区提出的需求随时供应。

③舱内各类人员医用防护用品供应：舱内各类人员包括医务工作者和方舱运行保障队

伍，根据每支队伍人数、入舱与不入舱，以及消杀、配送、采集核酸等特殊岗位进行每日用量估算，每次发放3~5天用量。

(6)医疗器械配送：医疗器械总库房位于方舱医院洁净区，故医疗器械配送位置为洁污交界处，器械入舱及舱内转运依靠舱内志愿者。每次配送的医疗器械在外包装上做好楼层与病区标识，配送洁污交界处后通知志愿者负责人，由舱内志愿者转运至各病区。

(7)医疗设备使用：医疗设备使用前应检查设备是否工作正常，出现异常情况立即停止使用并联系医工药学部技术人员。因方舱医院没有维修配件且技术人员少，技术人员不能进舱服务，如设备不能正常使用，技术人员先与使用部门电话视频指导，如仍不能解决问题，则由医工药学部再增补更新设备。

(8)物资盘点与统计：医疗器械出入库每批次要进行登记，每日要进行出入库统计汇总。每月月中、月底两次盘点，统计出入库量与库存量，做到账物相符。

(9)资产处置：方舱医院休舱后，各类物资按照疫情防控消杀标准进行全面消杀，完成物资分类整理、清点，交由呼和浩特市卫健委或疫情防控指挥部指定单位进行回收与交接。

2. 医疗器械合理使用监督管理：

(1)工作培训与技术培训：

每批医务人员新来方舱后要进行工作培训，介绍医疗器械目录，舱内需求申请与配送模式，以及其他医疗器械服务情况。

定期开展医疗器械技术培训，对医护人员进行心电图、除颤仪、氧气瓶灌装与吸氧、空气消毒机、床单元消毒机等设备与技术的培训与指导。

(2)使用监测与指导：医疗设备的使用需参照产品说明书的要求与规定，在使用过程中要随时监测使用情况，及时发现使用中的问题并给予指导。对医务人员提出的设备负荷、更换滤网时间、紫外线使用安全等问题与咨询给予解答。

(3)不良事件监测与上报：在使用医疗器械特别是医用防护用品过程中发现的质量问题要及时提交给指挥部，上报不良事件。对指挥部召回的医疗器械，通过产品批号和发放记录进行追溯。方舱医院先后上报过防护口罩、防护服、防护靴套等不良事件，协助指挥部召回两个批次的医疗器械。

（撰写人：屠波；审核人：夏慧琳）

二、药事管理

1. 药房设置：方舱医院药房设置在洁净区，配备计算机、打印机和消防、防盗等必备基本设施，以及温湿度计、医用药品冷藏箱、精神药品保险柜和防尘防虫防鼠设施，以确保正常开展工作，保证药品存储条件符合相关管理规定的要求。

2．药品目录：在保障临床基本药物、慢病常用药物供给的基础上，重点保障应对COVID-19防治相关药物的供给，并设置合理的库存量。药品采购须从有合法资质的药品经营企业购入，做好药品入库、出库登记。由于方舱医院收治患者人数较多，随时应对患者用药需求。根据临床诊疗用药需求，积极通过多方渠道调配药品，确实存在采购困难的与临床医疗团队充分沟通，绝不能引起纠纷；同时积极寻找替代药品，并向临床发布药品指引。

方舱医院药品目录应具备以下特点：

①全面配备《关于印发新型冠状病毒肺炎防控方案（第九版）的通知》推荐的中成药。

②药品种类包括抗病毒药、抗菌药、解热镇痛药、止咳平喘化痰药、胃肠用药等，这些药品都是结合新冠肺炎诊疗方案以及COVID-19作用于呼吸道和肠道的特性、作用机制和患者临床症状表现确定的相关药物。

③针对部分患者存在基础性疾病，药品目录覆盖降压、降糖、调脂等慢性病药物。

④由于部分患者存在躯体化症状，因此配备抗焦虑抑郁以及第二类精神药品。

⑤覆盖抢救车常备药品。

方舱医院药房常备药品目录如下表：

方舱医院药房常备药品目录

序号	药理作用	药品通用名	品种数
1	中成药	连花清瘟颗粒、金花清感颗粒、藿香正气胶囊、疏风解毒胶囊、宣肺败毒颗粒、化湿败毒颗粒、急支糖浆、防风通圣丸、复方甘草片、强力枇杷露、胡黄止咳胶囊、黄龙止咳颗粒、银黄含化片	13
2	抗病毒药	磷酸奥司他韦胶囊、磷酸奥司他韦颗粒	2
3	解热镇痛药	布洛芬缓释胶囊、布洛芬混悬液、塞来昔布胶囊、依托考昔片	4
4	止咳、化痰、平喘	福多司坦片、氨溴特罗口服溶液、甘氨酸茶碱钠缓释片、多索茶碱片	4
5	抗菌药物	阿奇霉素片、阿奇霉素干混悬剂、红霉素肠溶胶囊、头孢克洛胶囊、莫西沙星片、奥硝唑分散片、头孢克肟颗粒	7
6	抗血小板药物	阿司匹林肠溶片、替格瑞洛片、硫酸氯吡格雷片	3
7	降压药	苯磺酸氨氯地平片、苯磺酸左氨氯地平片、厄贝沙坦片、硝苯地平缓释片、硝苯地平控释片、厄贝沙坦氢氯噻嗪片、缬沙坦胶囊、氯沙坦钾片	8
8	降糖药	达格列净片、恩格列净片、盐酸二甲双胍片、阿卡波糖片、格列吡嗪片	5
9	胰岛素	地特胰岛素、甘精胰岛素、精蛋白混合人胰岛素、精蛋白锌赖脯胰岛素、门冬胰岛素30注射液、人胰岛素	6

续表

序号	药理作用	药品通用名	品种数
10	调脂药	阿托伐他汀钙片	1
11	糖皮质激素	醋酸泼尼松片、抗酸莫米松鼻喷雾剂、糠酸莫米松乳膏、注射用甲泼尼龙琥珀酸钠	4
12	抗过敏药	地氯雷他定干混悬剂、孟鲁司特钠片、盐酸奥洛他定片、盐酸苯海拉明注射液	4
13	心脑血管用药	富马酸比索洛尔片、酒石酸美托洛尔片、琥珀酸美托洛尔缓释片、沙库巴曲缬沙坦、速效救心丸、盐酸倍他司汀片、银杏叶片、复方丹参滴丸、稳心颗粒、硝酸异山梨酯片	10
14	急抢救药	酚磺乙胺注射液、氯化钾注射液、尼可刹米注射液、洛贝林注射液、乳酸钠林格注射液、碳酸氢钠注射液、硝酸甘油片、硝酸甘油注射液、盐酸利多卡因注射液、盐酸消旋山莨菪碱、盐酸异丙肾上腺素注射液、氨茶碱注射液、苯巴比妥钠注射液、地塞米松磷酸钠注射液、二羟丙茶碱注射液、呋塞米注射液、硫酸阿托品注射液、去乙酰毛花苷注射液、盐酸多巴胺注射液、重酒石酸去甲肾上腺素注射液、重酒石酸间羟胺注射液	21
15	第二类精神药品	地西泮注射液、艾司唑仑片、劳拉西泮片	3
16	呼吸系统用药	布地奈德福莫特罗吸入粉雾剂、硫酸沙丁胺醇吸入气雾剂	2
17	消化系统用药	枸橼酸莫沙必利片、开塞露、艾司奥美拉唑镁肠溶片、蒙脱石散、乳果糖口服溶液、布拉氏酵母菌散、盐酸甲氧氯普胺注射液、注射用奥美拉唑	8
18	眼用制剂	红霉素眼膏、普拉洛芬滴眼液、七叶洋地黄双苷滴眼液、妥布霉素地塞米松滴眼液、左氧氟沙星滴眼液、富马酸依美斯汀滴眼液	6
19	抗焦虑抑郁	盐酸丁螺环酮片、艾司西酞普兰片、盐酸帕罗西汀片、盐酸文拉法辛缓释胶囊	4
20	甲状腺低下用药	左甲状腺素钠片	1
21	甲状腺亢进用药	甲巯咪唑片	1
22	降尿酸药	非布司他	1

3. 药品配送：

（1）方舱收治患者药品调配。药房在接收到药品医嘱后及时向方舱各病区配送药品。

（2）药品配送时间：上午8：30，中午11：30，下午3：00，晚上6：30，全天共计4个配送时间点。

（3）药品配送途径：由于药房位于方舱医院洁净区，药品转运主要依靠舱内志愿者。方舱医院药房将病区所需药品配送至方舱医院东侧医废通道入口处，然后由舱内志愿者转运至各病区。同时，通过药品配送微信群及时告知各病区。

4. 药品供应：

（1）患者药品供应。方舱医院内设立信息系统，医生在各病区医生工作站登录，根据患者需要开具药品医嘱，频次选择“ST”，用法用量选择“备用”，医嘱嘱托中明确具体用法用量。各病区护士负责执行医嘱，将药品分配到患者手中。由于方舱医院条件有限，病区发药采取整盒/瓶发药，因此各病区只能开具药品临时医嘱，开药剂量为一整盒（瓶），例如开具布洛芬缓释胶囊（规格为0.3g×20粒/盒），开具药品数量至少为20粒或者为20粒的倍数。

（2）方舱医院联合机制总指挥部药品保障供应。方舱医院药房承担联合机制总指挥部包括综合管理办、医务部以及护理部等10个工作组工作人员等的药品供应工作。工作人员领取所需药品时，需填写“革命历史博物馆方舱医院工作人员领药单”，标明具体工作组、领取药品人员姓名、药品名称以及数量。药房工作人员对药品适应证、数量审核通过以后签字并调配药品。联合医工药学部负责人需定期签字审核。

（3）方舱医院运行保障工作指挥部药品保障供应。方舱医院运行保障工作指挥部包括外围综合保障组、安全保卫组、转运接收协调组、餐饮保障组、环境卫生保障组、住宿保障组、消防应急组、车辆管理组、医用物资保障组以及水电暖通信保障组等工作组。工作人员所需药品需向保障工作指挥部相关负责人提出申请，由该负责人汇总后统一到方舱药房领取药品并填写“革命历史博物馆方舱医院工作人员领药单”，标明药品名称以及数量。药房工作人员对药品适应证、数量审核通过以后签字并调配药品。联合医工药学部负责人需定期签字审核。

（4）医疗队队员药品保障供应。援助方舱医院各医疗队队员所需药品需向医疗队领队提出申请，医疗队领队汇总后统一到方舱药房领取药品并填写“XXX医疗队队员所需药品领用单”，标明药品名称以及数量。药房工作人员对药品适应证、数量审核通过以后签字并调配药品。联合医工药学部负责人需定期签字审核。

5. 第二类精神药品管理：

（1）第二类精神药品由方舱医院提出申请后，由内蒙古自治区人民医院负责供应。

（2）第二类精神药品只限方舱医院使用，不得转售。

（3）第二类精神药品实行专用账册管理，专人管理。

（4）根据方舱医院特殊情况，各病区提出申请后，由医疗队领队人员汇总后统一到方舱医院药房开具第二类精神药品处方，填写“XXX医疗队管辖病区所需第二类精神药品清单”并签字确认。

（5）方舱住院患者口服制剂实行单剂量配发，各医疗队务必严格管理第二类精神药品的使用、发放。

（6）医疗队领队人员对第二类精神药品的安全性、患者用药后的效果及不良反应负责。

6. 临床药学服务：

（1）加强合理用药，提供用药咨询服务。方舱医院药房已将临床药师联系方式告知各病区，并且建立了微信群，及时向医护人员提供用药咨询。

（2）临床药师应对方舱医院各病区的患者开展适宜药学监护。

（3）根据药物治疗方案制订监测计划，评估药物治疗可行性，及时发现药物不良反应。

（4）在综合患者用药疗效、实验室检查结果的基础上，临床药师应认真审核治疗药物的适宜性和合理性，如有不适宜用药应及时向临床医师提出合理建议，由临床医师进行修改调整。

（5）主动向患者、医师、护士提供安全用药知识，及时将方舱医院所备药品的适应证、用法用量、注意事项以及药物相互作用通过各种渠道告知病区各医疗队。

（6）对患者进行合理用药指导，提高患者用药依从性。

7. 捐赠药品管理：

（1）接受捐赠药品原则：

①接受社会捐赠资助必须遵守国家法律法规，捐赠资助要坚持自愿无偿原则，符合公益目的。

②遵循尊重捐赠者意愿与符合医院利益相统一，并符合COVID-19疫情防治需求的原则。

③不得损害公共利益和公民的合法权益，不得接受附有影响公平竞争条件的捐赠资助，并根据新型冠状病毒肺炎疫情需要，接受符合国家相关质量标准、环保等要求的合格药品。

（2）接受捐赠药品流程：

①方舱医院药房接到捐赠方捐赠意愿后，应及时上报方舱医院指挥部，得到指挥部批准后方可接受药品。

②药房根据捐赠药品适应证、用法用量、不良反应以及注意事项进行评估汇总后，及时告知方舱病区，并做好用药监测工作。

③接受捐赠药品后及时向内蒙古自治区卫健委、内蒙古自治区中医药管理局进行捐赠备案。

8. 中药配方供应：

目前新型冠状病毒感染患者大多以轻症和无症状感染者为主，主要原因是奥密克戎毒株感染传播速度快，但症状轻。根据《新型冠状病毒肺炎诊疗方案（试行第九版）》，轻型病例只需要实行集中隔离管理，因此方舱医院快速收治无症状感染者和轻型患者就起到关键作用。革命历史博物馆方舱医院以中西医结合治疗为主，西药及中成药对症治疗的基础上，联合中药汤剂治疗，为实现中西医联合治疗、科学评价中医药疗效、彰显中医药优势提供了“阵地”，总结的经验为抗疫作出了突出贡献。

根据《新型冠状病毒肺炎诊疗方案（试行第九版）》，革命历史博物馆方舱医院推广中药汤剂用于新冠肺炎防治。根据患者的症状制定不同阶段的治疗方，定量、定点配发，每天统计患者的药物使用量，调整数量，按需发放。

9. 药物临床试验：

新冠肺炎疫情期间方舱医院药物临床试验主要目的是在特殊时期保障受试者权益的基础上，在轻型、普通型新型冠状病毒肺炎患者中进行的药物系统性研究，从而发现或证实某种药物的临床、药理和/或其他药效学方面的作用，不良反应和/或吸收、分布、代谢及排泄情况。

具体工作内容：保障受试者权益，落实药物临床试验申办者（以下简称申办者）主体责任，保证临床试验质量和数据真实、准确、完整和可追溯，药物警戒与风险管理体系建设。

（撰写人：郭浩；审核人：夏慧琳）

三、方舱CT管理

1. 方舱CT概况：方舱CT室选址在方舱医院东门患者入口南侧，便于患者出入拍片，属于污区，设置机房、控制室、工作人员穿脱区。工作人员在控制室进行拍片，影像资料传输至方舱指挥部医务部处理工作站，同时传输到托管医院PACS系统，由托管医院诊断医师出具诊断报告，报告传输到各病区，供医生参考。

2. 方舱CT安装验收：方舱CT由设备供应商上海联影公司驻呼和浩特办事处技术人员安装，医工药学部安排工程师协助，设备安装调试时间为3天。影像传输系统由信息部负责协助完成。安装试运行完成后，由影像组工作人员、医学工程师、厂家工程师共同验收。

3. 方舱CT预约诊查流程：根据患者病情需要，由医生在医生工作站开具医嘱；护士执行医嘱，登录护士工作站的“住院检查预约系统”预约诊疗时间；根据预约时间，各病区派专人全程陪同患者到方舱CT室进行检查；检查结果于检查后2小时左右发布，病区电脑到时可以查看到报告及图像。指挥部也设有一台电脑可以调阅图像及报告，以备使用。

4. 方舱CT诊断：方舱CT由于主要针对新冠肺炎诊断，为统一标准，患者影像无急性炎症表现时结论为“双肺未见渗出性病变”，如果发现有临床意义的病变再具体诊断，否则不再对其他异常进行具体描述。患者影像如有急性炎症表现，将进行具体描述诊断。

（撰写人：刘瑞；审核人：夏慧琳）

第十节 应急管理

一、突发纠纷事件应急预案

1. 工作目标：防止舱内人员因情绪过激或自身心理问题出现危害他人的情况。

2. 适用范围：本预案适用于方舱医院的突发纠纷或暴力事件应对工作。

3. 应急程序：

（1）舱内医务人员巡视病人，发现人员有情绪不稳倾向，需尽快联系心理医生对病人进行疏导，同时通知方舱医院内公安人员现场陪同。

（2）出现病人情绪激动或过激行为时，医务人员应与公安人员配合，及时有效控制局面，劝导无关人员不要围观聚集。

（3）处理过程中如发生暴露，进行相应的消毒处理和医学观察。

二、停水停电应急预案

1. 主要工作职责：应对停水停电突发事件，预防和控制停水停电损害，保障正常诊疗秩序，确保患者及方舱医院工作人员的生命财产安全，维护医院安全稳定。

2. 适用范围：本预案适用于方舱医院的停水停电事件应对工作。

3. 总则：

（1）分类：根据停水停电的计划性，区分为计划内停水停电与非计划性突发停水停电。

①计划内停水停电：接到停水停电通知后，做好停水停电准备，备好使用水和饮用水、应急灯等。告知患者停水停电时间并嘱咐其节约用水。

②非计划性突发停水停电应急程序：

a.内部线路设备发生故障后，方案一：安排具备一定电气知识的医护人员或内部工作人员进行排查，排查方式为场外视频指导方式。方案二：由驻守方舱医院技术人员进行排查，供电局技术人员利用视频方式进行场外指导。方案三：如果出现故障无法排除的情况，供电局技术人员在做好防护措施后进入方舱医院进行故障排查消除工作。

b.如果发生洪水进入方舱医院，技术人员立即进入方舱医院；如果现场不具备供电条件，防止出现人员触电事故，立即采取停电措施，使用应急手电进行照明，必要时建议转移人员至安全地带。

（2）运行机制：

①预测与预警：协调联络组应及时关注停水停电公告等公共信息以及上级各部门发布的灾害预警信息，及时准确上报停水停电相关信息。完善各项制度与防范措施，完善预测预警机制，做到早发现、早报告、早处置。

②应急处置：

a.信息报告：发生停水停电，第一发现人、各接报人必须立即按本应急预案规定流程和要求上报。

b.先期处置：突发事件发生后，各接报人在完成信息报告的同时，要进行先期处置，或根据职责和规定的权限启动现场处置方案或相关应急预案，及时有效地应对。

c.应急响应：对于先期处置未能有效控制事态的，要及时启动停水停电专项应急预案，由相关责任人统一指挥或指导有关部门开展处置工作。医务部负责指挥应急救治。

③应急保障：

a.后勤工作组成员应随时保证通信联系方式畅通。

b.日常做好供水管路、电路、开关阀门的检查，发现问题及时处理。

c.对相关后勤人员进行培训，要求都能知道应急供水、管路布局及应急操作流程。

d.水电维修人员实行24小时值班制度，做到24小时随叫随到。为确保工作人员的感控安全，进入方舱医院工作期间由指定的专业医务人员一对一地全程陪同与督导。

三、消防事件应急预案

1. 工作目标：

（1）为了保障医院区域内人员和财物安全，一旦发生火灾，在统一指挥下，各司其职，恪尽职守，最大程度地避免或减少人员伤亡和财产损失。

（2）掌握必要的逃生技能，一旦遇到紧急情况，能够及时利用安全疏散通道迅速撤离到就近应急避难场所，学会自救和救人。

2. 适用范围：本预案适用于方舱医院的火灾事件应对工作。

3. 应急程序：

（1）发现火灾后，现场负责人员立即组织值班人员，使用就近的灭火设备（灭火器）进行灭火，灭火过程中，根据火灾性质灭火（如发生电气火灾时，必须尽快将故障部位相关电源开关切断），通知公安人员确认火灾具体情况并拨打119报警。

（2）疏散人群，通过应急广播向火灾现场发出疏散指令，由各区域值班医护人员引导各区域患者有序撤离火灾现场，疏散引导组工作人员要分工明确，统一指挥。

（3）必要时迅速通知传染病定点医院做好接收病员的准备。

（4）公安人员迅速赶赴火场，进行现场警戒，维持秩序。

四、医护人员突发不适的应急预案及流程

1. 呕吐：

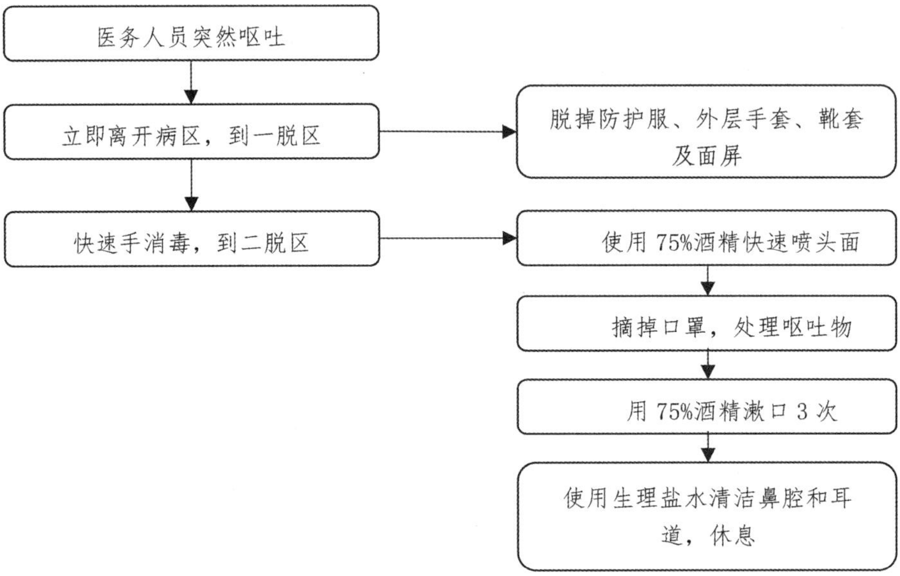

2. 低血糖：

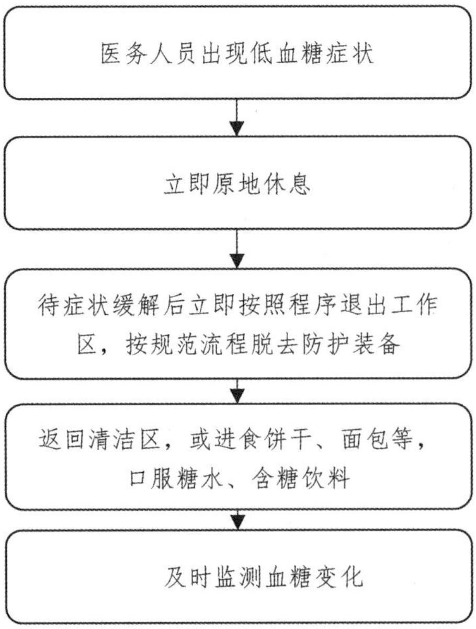

3. 晕厥：

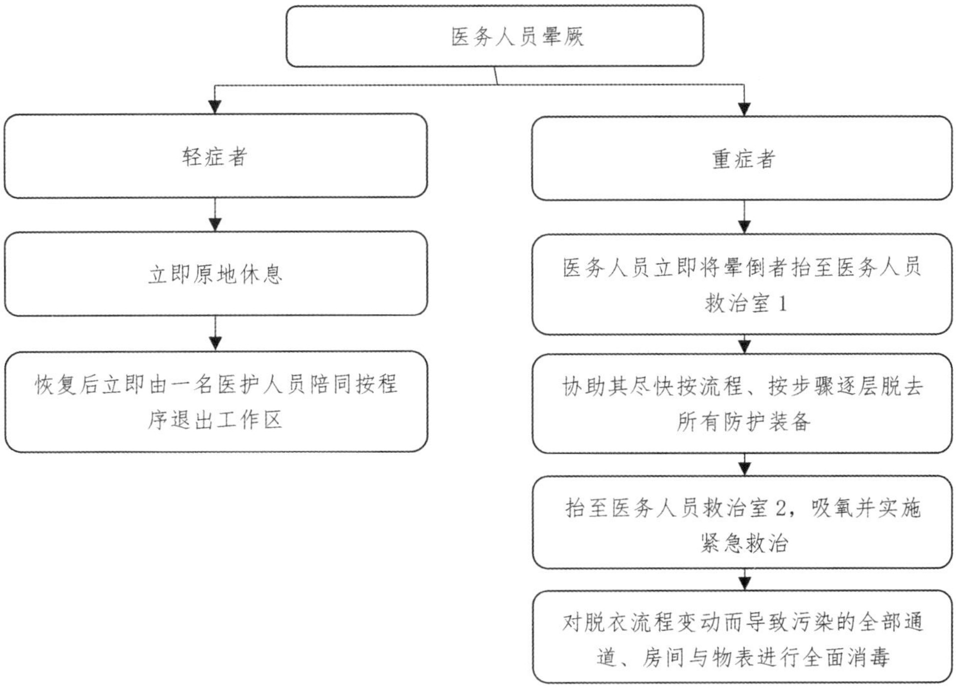

4. 医务人员职业暴露紧急处理流程：

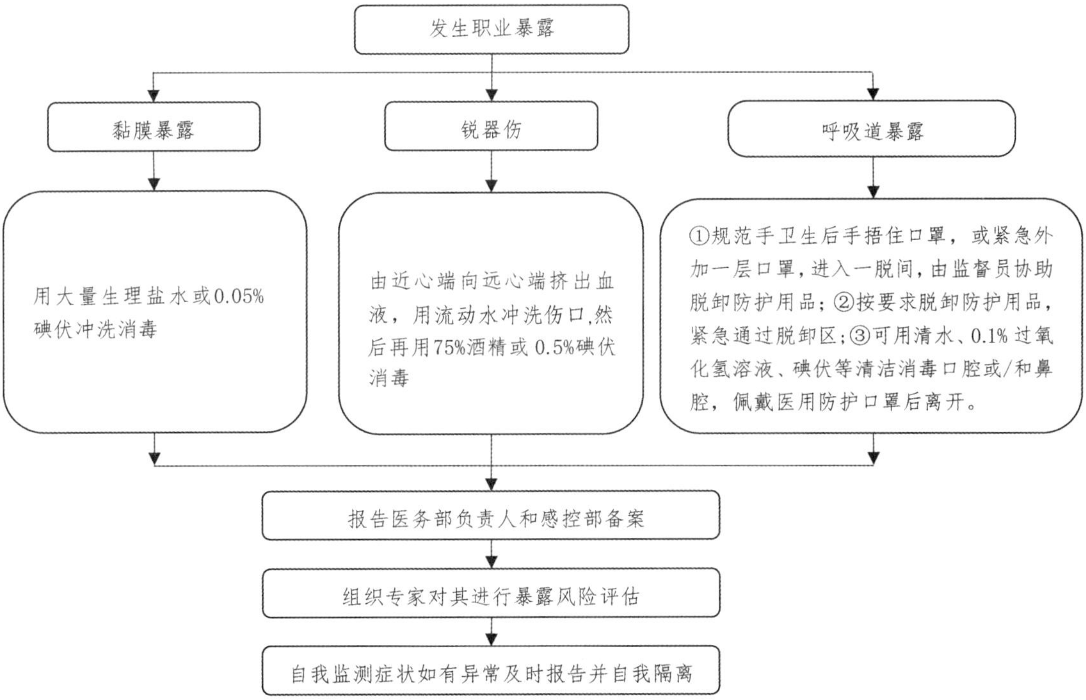

5. 方舱医院患者发生意外时的应急处置预案：

（1）患者跌倒/坠床的应急预案及流程：

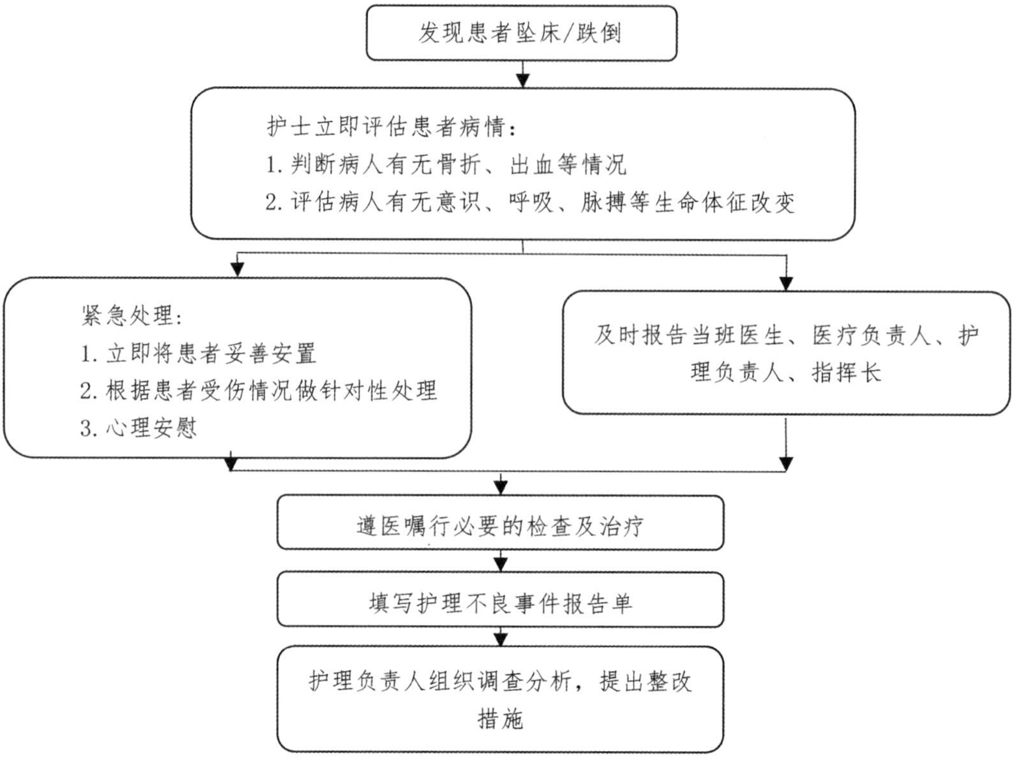

(2)患者发生用药错误处理应急预案及流程：

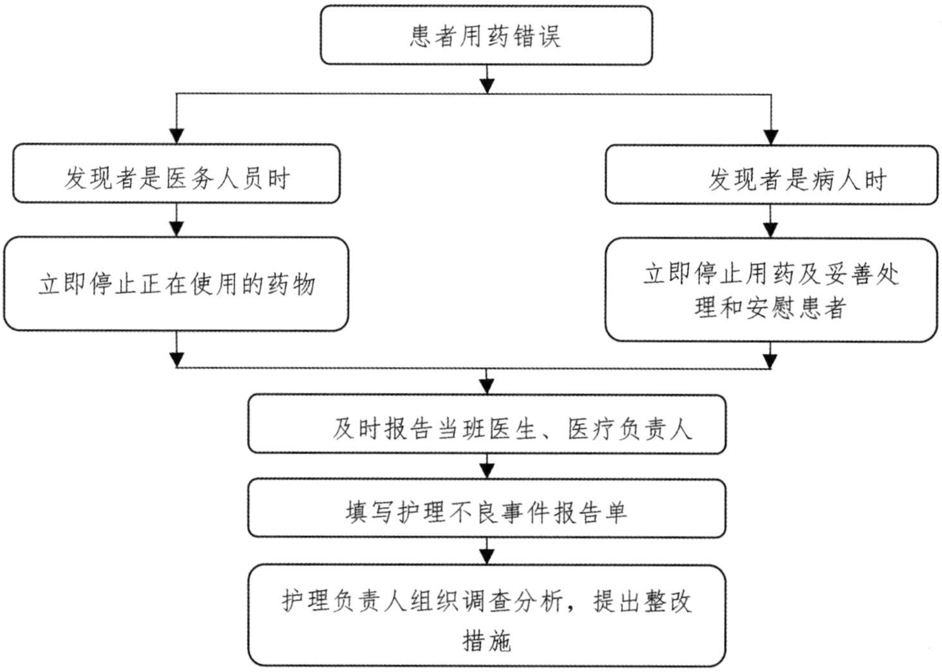

(3)患者发生过敏性休克时的应急预案及流程：

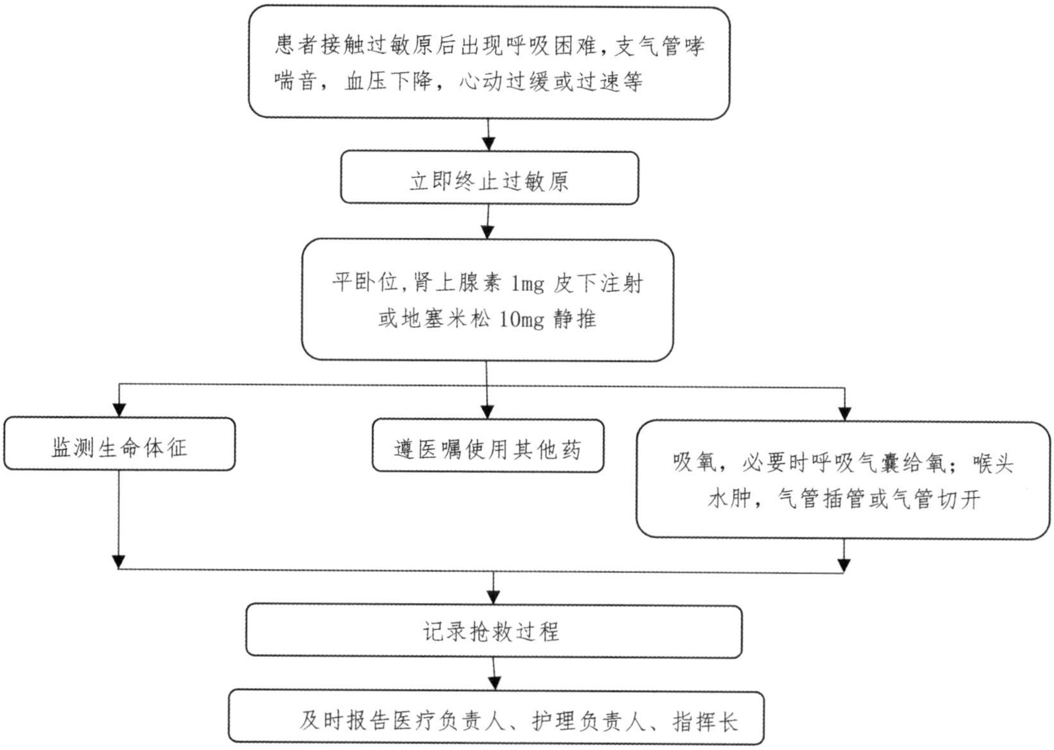

(4)患者走失应急预案及流程：

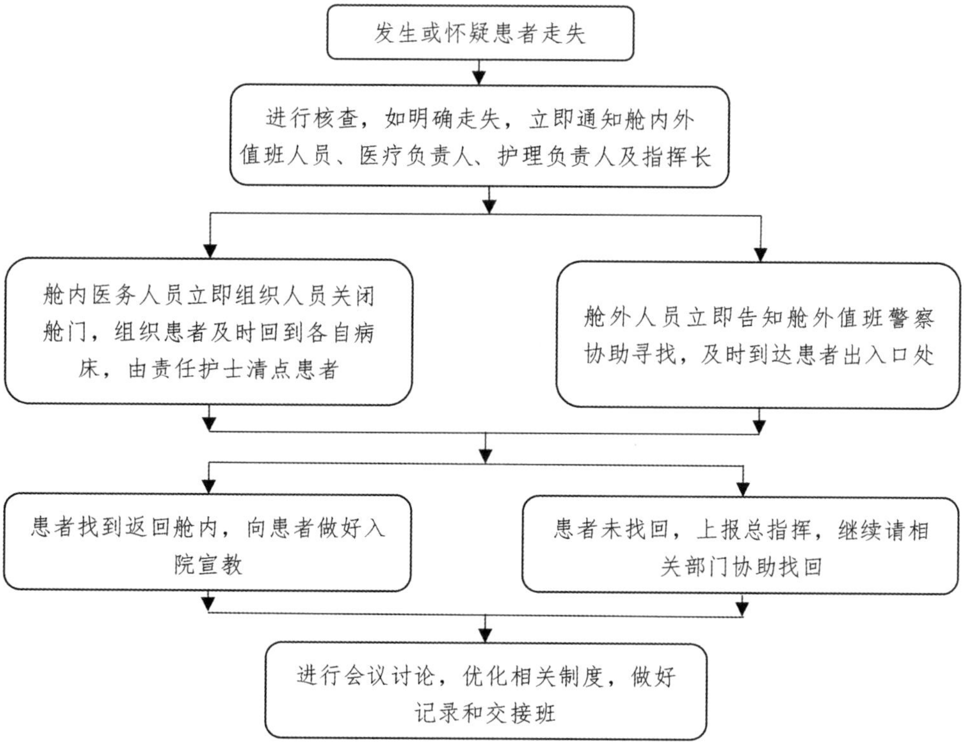

五、方舱医院网络事件应急预案

为防止因信息系统出现故障而影响方舱医院的正常运转和医疗秩序，确保患者在特殊情况下能够得到及时、有效的治疗，结合方舱医院实际情况，特制定本预案。

1. 医院网络故障上报：当网络出现严重故障，信息保障部部长要立即召集技术人员进行讨论，如果故障原因明确，应尽快恢复工作；如故障原因不明、情况严重，不能在短期内排除的，应立即报告指挥长，在网络不能运转的情况下由联合机制指挥部协调全院各部门的应急工作，以保障全院医疗工作的正常运转。

2. 网络故障分级及解决：根据故障发生的原因和性质不同分为三类。

一类故障：由于服务器不能正常工作、光纤损坏、主服务器数据丢失、备份硬盘损坏、局部网络不通、价格目录被删除、重点终端故障、规律性的软件和硬件发生故障等造成的网络瘫痪。由信息保障部部长上报指挥长，由联合机制指挥部统一指挥迅速协调恢复工作。

二类故障：由于单一终端软、硬件故障，单一病人信息丢失，偶然性的数据处理错误，某些科室违反工作流程引起系统故障。由信息保障部分管人员予以解决，难以处理时上报信息保障部部长尽快解决。

三类故障：由于各终端操作不熟练或使用不当造成的错误。由信息保障部工作人员解决并做针对性培训，详细登记维护情况。

3. 处理规程：

（1）若网络核心设备出现故障，致使医院信息管理系统停止运行，信息中心全体人员要迅速集合，集体攻关，应急人员各就各位，指定网络管理员密切监控网络状态，查找原因，积极应对；网络抢修成员分析故障，查找原因，修复系统；迅速与软硬件供应商取得联系，采取有效手段获得技术及设备支持，尽快恢复系统。

（2）当数据库受到损坏，由数据库管理员进行数据恢复，争取恢复到最近断点。

（3）故障排除后，信息保障部成员分头到各科室，协助进行数据补录等工作。

4. 各应用科室采取网络故障应对措施：成立数据抢录小组，做好数据保护。接到通知后，将断点前后表单分开存放，保护原始数据。系统一旦恢复，数据抢录小组当日应立即完成重要数据的录入，第二天完成全部数据补录。

5. 发生一类故障时的首要工作：当系统一旦被确定为一类故障时，立即上报，各部门根据联合机制指挥部的通知转入应急方式操作。

遵循时限：

（1）30分钟内不能恢复——住院登记、药房等部门按照通知转入手工操作。

（2）3小时不能恢复——住院医生工作站、护士工作站、医技检查按照通知转入手工操作。

（3）6小时不能恢复——全院各种业务按照通知转入手工操作。

6. 各部门的具体协调安排：启动“应急方式操作”，具体时间由联合机制指挥部通知，相关部门严格按照通知时间安排各项工作，在未接到新的指示前不准私自操作计算机。

（1）出、入院结算工作站：

①由出入院管理工作大队长总体负责联络协调。

②确保系统数据的完整性，出入院登记处暂时停办业务，待网络恢复正常后再办理。

（2）住院医生、护士工作站：

①医、护工作站由方舱医院医务部长、护理部长协调。

②网络故障期间各病区应详细记录患者的所有费用执行情况，要求病区准备应急用纸质医嘱单、处方笺。

③启用纸质处方、纸质病历等，详细记录患者的药品请领单（包括姓名、住院号、费别、药品名称及用量）和医技申请单，一式两份，一份送药房或医技科室，作为领药或检查凭证，另一份用于事后病区补录记账。

④网络恢复正常后，将手工记录补入到计算机系统中。

（3）检验、医技检查工作站：

①在网络停运期间进入仪器单机工作模式、使用手工报告。

②应保留检查申请单底联或做好登记，网络恢复后，将申请单补录到信息系统中。

③对于检查检验中出现的异常值应及时通过电话等方式向临床反馈，及时给予针对性的治疗和处理。

（4）药房工作站：

①由方舱医院医工药学部总体负责联络协调。

②住院药房根据临床科室提供的药品请领单（纸质处方）发药；网络恢复后，在信息系统中执行发药、核减药品库存，同时与发药时药品请领单（纸质处方）内容详细核对，如发现内容不符，须详细追查；对出院带药处方及时进行确认。

（5）后期工作：故障排除后，信息保障部立即会同住院处、药房、各病区室等科室，对手工单据进行准确补录，确保网络系统信息的完整性和准确性。信息保障部要对每项维护细节记入网络维护日志，组织技术研讨，分析故障原因，完成故障排除报告提交联合机制指挥部，进一步采取防范措施，确保全院信息系统的正常运行。

六、出入院工作预案

1. 接收一批次患者小于50人：

（1）具体负责：出入院部入院组组长。

（2）具体工作：舱外工作人员对接呼和浩特市疫情指挥部、五县四区卫健委，协调患者入舱事宜；同时舱外录入组工作人员联系病区明确空床数，在系统内为患者办理入院。舱内工作人员将符合收治标准的患者接入入院大厅，为其办理入院、打印腕带、领取一次性洗漱用品及床单被褥枕套等，联系医护人员将患者接入病区。

2. 接收一批次患者50~200人：

（1）领导小组：出入院部部长。

（2）具体负责：出入院部入院组组长、志愿服务部部长。

（3）具体工作：

①向出入院部部长汇报患者入院情况。

②舱外工作人员对接呼和浩特市疫情指挥部、五县四区卫健委，协调患者入舱事宜；同时舱外录入组工作人员联系病区明确空床数，在系统内为患者办理入院。舱内工作人员将符合收治标准的患者接入入院大厅，为其办理入院、打印腕带、领取一次性洗漱用品及床单被褥枕套等，联系医护人员将患者接入病区。

③志愿者辅助舱内工作人员完成患者入院工作。

3. 接收一批次患者大于200人：

（1）总指挥：方舱医院总指挥长。

（2）领导小组：综合部部长、出入院部部长。

（3）具体负责：出入院部入院组组长、志愿服务部部长。

（4）具体工作：

①向方舱医院总指挥长、出入院部部长汇报患者入院情况。

②向综合部部长汇报，请其联系、协调运行保障工作指挥部做好保障工作。

③舱外工作人员对接呼和浩特市疫情指挥部、五县四区卫健委，协调患者入舱事宜；同时舱外录入组工作人员联系病区明确空床数，在系统内为患者办理入院。舱内工作人员将符合收治标准的患者接入入院大厅，为其办理入院、打印腕带、领取一次性洗漱用品及床单被褥枕套等，联系医护人员将患者接入病区。

④志愿者辅助舱内工作人员完成患者入院工作。

入院流程

舱外工作人员接收指挥部通知，明确接收患者数量

↓

舱外工作人员根据患者数量启动入院预案

↓

舱外录入组工作人员根据空床位为患者分配病区

↓

安排志愿者在舱内协助维持秩序、收集患者信息

↓

舱内工作人员、志愿者、保安接患者进入一楼大厅

↓

舱外录入组工作人员与舱内工作人员对接，为患者办理入院

↓

舱内工作人员为患者办理入院、打印腕带、领取一次性洗漱用品及床单被褥枕套等

↓

舱内工作人员通知病区接患者或组织志愿者送患者进病区

七、极端气候应急预案

1. 寒潮预案：

（1）工作目标：遇到极端寒潮天气时确保方舱平稳运行。

（2）适用范围：本预案适用于方舱医院气温骤降时。

（3）应急程序：

①关注气象部门发布的天气变化信息，提前做好气温骤降预警。

②保障部门对方舱医院所配置的水电暖等设施设备进行检查，确保寒冷天气下的安全运行。

③增加加热保暖设备（如电暖气、电热毯、空调、暖宝宝贴、热水袋等）。

④做好棉被褥、防寒衣物等物资储备。

⑤做好舱内患者的情绪安抚、劝导工作。

2. 雨雪预案：

（1）工作目标：在遇到降雨降雪天气时，确保方舱平稳运行。

（2）适用范围：本预案适用于方舱医院降雨降雪时。

（3）应急程序：

①关注天气变化，提前进行降水预警。

②保障部门对原有的方舱医院所配置的各项设施、物资进行检查，确保雨雪天气下的安全运行及储备。

③保障部门提前配备防雨布、雨具，对受潮易损的物资妥善存放。

④保障部门应在要害部位立即做好防进水措施，放好防汛沙包，阻止雨水进入。

⑤如遇暴雨降水，各部门应及时对屋顶漏水区域周围的配电板、柜、箱做好防水措施，防止雨水进入板、柜、箱引起断路跳闸。

⑥当情况紧急，为了安全必须停电时，应及时通知有关部门做好停电准备。

⑦做好舱内患者的劝导安抚工作。

八、舆情预案

1.工作目标：第一时间了解事情经过，并做到快速回应群众关切的问题。

2. 适用范围：本预案适用于解决患者在互联网平台上所发布的不实消息、负面言论。

3. 具体措施：

（1）成立舆情工作领导小组，指定一名有经验的主管领导负责舆情处置工作。

（2）利用舆情检测软件早发现、早预警，第一时间发现舆情，涉及重大舆情及时向领导小组汇报。

（3）针对患者在互联网平台散布的言论和消息，组织相关部门对舆情事件进行调查，核实舆情信息，各部门需高度重视并配合调查。

（4）对调查到的舆情发布者，了解实际情况，在合理条件下满足其诉求，并做好劝导工作，尽快删帖。

（5）调查处理结果汇总为文字材料，上报指挥部备案。

（撰写人：吕承锟；审核人：吴万宝）

第四章　方舱医院实战经验分享

案例1：用党性凝聚人心，约束队伍，严明纪律

问题背景：方舱医院建立初期，由于短期基础条件有限，资源有限，且方舱工作人员是来自不同地域、不同行业、不同单位、不同专业，缺乏工作磨合，工作中极易出现矛盾，尤其在一些争议比较大的问题上，各支队伍领队都站在各自的立场上，在调度会议上争议不断。

解决思路：关键时刻，指挥部提出加强方舱医院的党建工作，用党性凝聚人心，约束队伍，严明纪律。

具体措施和效果：

1. 凝聚人心。组织各支队伍领队观看党的二十大报告实况。观看后总指挥带领大家重温入党誓词，并要求各部负责人以党性为准绳，心往一起想，劲儿往一处使。各队领队在党旗下心灵激荡，纷纷表态要在方舱医院统一思想，统一共识，不利于团结的话不说，不利于团结的事不做。各支队伍由此开始逐渐默契配合，后续工作逐步理顺。

2. 约束队伍。建立方舱医院临时党委和各部临时党支部。临时党委每天召开党委会，通报重要事件，传达指令；各支部定期召开支部会议，将指挥部的指令上传下达。在党组织的带领下，党员带头行动起来，在各种困难和问题面前冲锋在前，迎难而上。在党员干部的带领下，各部工作迅速开创出新局面。

3. 严明纪律。建立志愿者临时党支部，充分发挥患者中党员、先进分子的积极作用，带领舱内志愿者在舱内协助医护人员工作，管理患者，一是解决了舱内工作人员不足的困境，二是以患者管理患者，有效地提高了舱内的秩序，安抚了民心。

（撰写人：夏慧琳；审核人：王占国）

案例2：未雨绸缪，方能从容不迫

问题背景：方舱医院每天都会遇到一些新的问题，如下雨、极寒天气、入院患者陡增、医疗队变更等，被动解决就如救火和弥补漏洞。

解决思路：未雨绸缪，思考可能出现的问题；提前筹备，方能从容不迫。

具体措施及效果：

1. 因时因势，关注变化。要实时观察天气变化，入舱出舱人员变化，入舱患者情况，志愿者变化等因素，这些都是决定方舱医院或部门工作重心的重要因素。

2. 提前筹备，主动出击。根据变化，提前预测可能发生的事件和趋势，提前做好准备工作。如在雨天前搭建帐篷和防雨棚，防止露天存放的物资淋雨受潮；在寒流到来之前，将一层的患者转移到二层以上温暖的楼层，用核酸采样亭代替帐篷，解决采样护士冻手问题等。提前准备解决问题，可以有效避免资产受损、患者群体事件、采样质量不可控等问题，也使方舱医院避免了一次又一次的危机。

（撰写人：夏慧琳；审核人：王占国）

案例3：开设舱内广播站，搭建信息传播平台

问题背景：方舱面积大，病区多，一些告知患者的通用信息，需要逐层逐区进行告知，费时费力。

解决思路：在舱内开设广播站，搭建信息传播平台，进行全区域的广播告知，同时通过广播站还可以对休养患者进行健康宣教，日常保健知识的宣讲等。

具体措施及效果：

1. 搭建广播站。启用舱内的消防应急广播系统，采用提前录制的方式，定点在舱内播报各类信息。

2. 广播内容设计。包括防疫小知识、核酸采集的相关注意事项、出院注意事项，发布病区通知、心理知识的分享等，也包括舒缓轻音乐和安神助眠曲。广播内容宜选择通俗易懂的语言，音乐应选择舒缓轻音乐。

3. 贴心设计。为避免打扰舱内学生患者上网课，定于每日12：00—12：30，18：00—18：30两个时间段进行广播。

4. 优化完善。收取舱内患者对广播站的反馈、建议，不断进行调整与优化。广播期间与舱内志愿者保持联系，以应对突发情况。

5. 患者反馈。舱内广播站像一道暖流，慰藉到每位患者，对于平复患者心绪，引导患者有效配合医务人员共同抗疫起到了积极作用。

（撰写人：项雪莲；审核人：夏慧琳）

案例4：开办培训学校，构建方舱医院感控文化

问题背景：方舱医院工作人员背景复杂、类别多，大部分工勤人员没有医院工作经验，缺乏专业的感控知识。同时，舱内患者数量较多，密度较大，防控意识及依从性差，亟待开展健康宣教，加强患者管理。

解决思路：建立培训学校，进一步规范入舱人员的防护行为，提升各类工作人员对院感的重视程度，极大降低方舱医院整体的感染率。同时，开展多种形式的健康宣教活动，强化感控意识，形成良好的感控文化。

具体措施及效果：

1. 建立全员培训考核制度。对方舱所有工作人员分批次开展多轮感控相关知识和技能的培训，包括出入舱流程、如何正确穿脱防护用品、清洁消毒流程及注意事项、医疗废物处置流程、职业暴露处置流程及入舱个人纪律等，强化薄弱环节。培训后，一对一进行考核，考核合格后发放培训考核合格贴，入舱人员持贴上岗。针对工勤人员这一特殊群体，单独设立通道、张贴标识，并在穿戴区、一脱区、二脱区设置专岗督导规范穿脱防护用品。让这些从未接触过院感工作的“小白”们变成了熟练掌握院感防控知识的一分子。

2. 建立感控知识培训群。通过线上会议、PPT讲解、感控知识分享等，强化理论联系实际，用多种形式提高理论知识和专业技能，并运用到实际工作中。

3. 开展形式多样的健康宣教活动。普及科学防护知识，增强全民防护意识，实现群防群治的目的。印制方舱医院防疫小贴士、方舱医院患者行为规范、紫外线灯使用小贴士、空气消毒机使用小贴士、方舱医院内观光电梯使用注意事项等，张贴在各病区及宣传栏。同时，深入方舱医院各楼层，开展“手护健康，你我同行”防疫知识现场宣教活动，培养“手卫生从娃娃抓起”的感控意识。并且通过线上线下相结合的方式，举办主题为“科学防疫，战疫有我”的新冠肺炎科普知识竞赛活动。促进患者主动参与、学习新冠肺炎防控知识，提高防护能力，对构建革命博物馆方舱医院良好的感控文化起到积极作用。

（撰写人：李旻雪；审核人：曲琳）

案例5：建立青年突击队，做防疫保障的先锋

问题背景：方舱建设初期，物资保障工作存在时间紧、任务重、人手少、局面复杂多个问题。来到方舱工作的年轻人员未经历过类似工作，正常工作状态难以应对。

解决思路：建立青年突击队，发挥优势，鼓舞士气。

具体措施及效果：

1. 建立医工药学青年突击队，每日为舱内患者和医务人员配发药品、医疗设备和防护用品。突击队的口号是“接到指令，即刻响应”。在最初配发过程中，一天要跑十几趟，几十趟，突击队员充分发挥作用，实现了以最快速度满足舱内医务人员医用物资需求。

2. 制作“医工药学青年突击队”旗帜，插在运输车辆、工作场所。突击队员所及之处都有突击队旗帜飘扬，其他工作人员的赞许让突击队员更有自豪感和责任感。积极鼓励，发挥年轻人积极向上、勇敢无畏的优势，青年突击队队员们始终保持革命乐观主义精神，在各种苦活和累活前，都是笑声朗朗，始终保持积极的战斗力。

3. 积极宣传报道，展示突击队员工作中的亮点，是非常有效的激励方式。医工药学部先后向党建园地推送了《发挥工匠精神，做方舱医院的坚实后盾》《一封表扬信，两队战友情》《打造一支特别能战斗的队伍》《让采样护士的手不再冻伤》等宣传报道，突击队员们深受鼓舞，争做防疫保障的先锋。

（撰写人：高智敏；审核人：夏慧琳）

案例6：开办“医护小讲堂”，培养方舱“全科医护”

问题背景：依照方舱医院的收治原则，方舱医院的患者应是无症状或轻症患者。可是一些患者自身带有基础病，如心血管疾病、呼吸系统疾病等，且收治病区不能按照患者的基础病变来分配。方舱医护人员来自不同专业，他们面对的并不是自己专业领域熟悉的病患，对基础病变患者的诊疗用药、用械方面存在一些困扰。偶有危急重症急症患者，能否得到及时精准救治也是医疗安全的最大隐患。

解决思路：全方位开展医护人员培训，让方舱医护人员从“专业人员”变为“全科医护人员”。建立“医护小讲堂”APP，让医护人员随时学习、反复强化，充实自己的专业技术，应对各种突发状况。

具体措施及效果：

1. 工作培训让新上岗的医护人员迅速了解方舱医院的管理与运行模式。方舱医院的管理模式、运行模式都与常规医院有所不同，如管理部门、配送流程、处置流程等。护理部、医工药学部、信息部在每次新入舱员工上岗前，都要组织工作培训，让新来方舱医院的医护人员快速了解方舱医院的运行模式，有效解决了医护人员刚入舱的一头雾水和多方求助的困境。

2. 专业培训让各专业的医护人员全方位了解合理用药、用械知识。方舱医院偶有小儿高热、哮喘患者紧急发作、心脏病患者需做心电图等情况，医工药学部定期组织各类用药、用械知识培训，让来自不同专业的医护人员掌握各专业诊疗知识，在遇到基础病和急诊急救的情况下，各病区医护人员都能做出快速准确响应。

3. APP程序培训平台让医护人员随时学习，反复强化。为了保障培训效果，方舱医院制作了APP程序的培训平台，医护人员在空余时间在手机上就可以随时学习。设备和器械的操作制作做成视频演示，相比图文，小视频更能直观、准确地表达医疗器械的操作规范。各部门的制定、规定也分类设计在APP培训平台上，以备医护人员随时查找。

（撰写人：屠波；审核人：夏慧琳）

案例7：优化转运流程，保障患者生命安全

问题背景：按照方舱医院收治标准，其功能定位适用于轻症患者和无症状感染者的医疗救治，但是有一批不符合收治标准的患者，如"一老一小"、孕妇、合并基础疾病等高风险患者入院。怎样甄别高风险患者，如何保证这些患者得到有效救治，如何保证他们的安全，是方舱医院管理者面对的难题。

解决思路：

1. 严格把控收治标准。方舱医院入院组逐渐厘清思路，建立预检分诊机制进行评估研判，严格把控收治标准，避免高风险患者错误收治入院后再转出造成的在各医院不必要的流转，尽量在收治源头减少高风险患者的输入。

2. 甄别高风险患者。在入院时对患者进行详细的查问，难以判断的问题由医务部协调研判，一些低风险基础病如糖尿病、高血压等收治在方舱医院，高风险患者如术后患者、脑瘫患者等列入转运名单，及时转至定点医院进行救治。

3. 患者转运：详细记录患者病情并上报市疫情防控指挥部医疗转运专班，由呼和浩特市疫情防控指挥部安排患者转入定点医院。过程中入院组与医护人员密切协同，在保障患者生命安全前提下按照转院制度及时为患者办理转院手续。

经典案例：张某持有转运单，经详细查问有陈旧性心梗、冠心病史且经常发作，结合患者心率和血压，预判存在高风险隐患，立即联系专家会诊。评判结果为：该患者出现心脏急症的风险高，不适于在方舱医院收治，需要转至定点医院。会诊医师联系医务部转出组及时将患者转至定点医院。

（撰写人：李星宇；审核人：夏慧琳）

案例8：加强人文关怀，患者陪护一同进舱

问题背景：如何解决生活不能自理的患者及其陪护、家长及其幼儿核酸检测一阴一阳的情况。

解决思路：

1. 允许陪护：出入院部提倡因患救治，因患施策，即注重人文关怀，充分考虑患者的实际需求，根据特殊情况实施特殊对策的原则，允许陪护或家长一同入舱。

2. 相关措施：舱内入院组工作人员要及时登记上报该类情况，患者需自愿签署“承诺书”，承诺出现个体传染后承担相应后果。同时，由方舱医院医务人员正确指导陪护或家长做好入舱的个人防护。

经典案例：某区患者张某为阳性病例，张某两岁的孩子核酸阴性，属于张某的密切接触者。张某被转运至方舱医院，无人照看孩子，在不具备隔离条件的情况下，患者自愿承诺承担后果，方舱医院给予人道收住运行孩子一同入舱。

（撰写人：于磊；审核人：夏慧琳）

案例9：练习沟通技巧，处理患者滞留问题

问题背景：部分符合出舱标准患者，由于各种原因无法顺利出舱。

解决思路：

1. 练习沟通技巧。保持沟通中的细心、耐心和信心，发挥各方面力量，多方联系，疏通患者回家的各种路径。

2. 共性问题，集中解决。查清症结所在，合理疏导，对于高校学生等群体问题从源头上统一解决，以防造成方舱医院各类群体性风险和舆情。

3. 个性问题，一事一策。特别是对外来务工人员，通过各行政区指挥部、呼和浩特市疫情防控指挥部以及12345热线电话、110热线等多种途径进行协调，防微杜渐，最大程度帮助患者出院安置。

经典案例（1）：患者王某，西安人，出差来呼和浩特市办公时感染新冠病毒，身体康复后，因呼和浩特市地区静默管理无法返乡。出入院部及时与呼和浩特市疫情防控指挥部相关部门协调，为该患者找到集中隔离点休养，患者顺利出舱。

经典案例（2）：两名刚毕业的学生入院前与人合租。待符合出院条件时，合租人不同意他们返回，社区也不同意接收，因此患者情绪十分激动。出院组工作人员一边耐心解释和安抚，

一边帮助他们联系赛罕区指挥部，拨打12345热线、110热线，上报部门领导，通过出入院部长及时与相关部门领导直接沟通协调。几经周折，最终社区将这两名学生安全转运到规定地点隔离，为他们解决了问题。

经典案例（3）：某高校发生疫情，入舱人数近千余人，经过方舱医院治愈后有800余人已康复，但学校拒绝安置导致学生集体滞留。出入院部紧急部署，一方面联系高校领导层，一方面查清滞留的最关键因素，经协调提供了所有滞留人员的详细信息，使高校能够快速落实安置措施，解决了学生集体滞留问题。

（撰写人：于磊；审核人：夏慧琳）

案例10：舱外信息工作站降低了医务人员感染风险

问题背景：方舱医院患者密度大，医护任务异常繁重，环境复杂特殊，长时间的舱内工作加大了医务人员的感染风险。

解决思路：方舱医院院长亲自指挥，在院区空旷通风处搭建6顶帐篷，建立起舱外“医务信息系统工作站”，减少一线医护人员感染风险。

具体措施及效果：

1. 规划方案。由信息保障部承担主要建设任务，组织成立“清洁区医务工作站”专项小组。选址于院区指挥部东北侧，采用搭建帐篷的方式进行建设，每顶帐篷设为一个工作单元，张贴醒目标识，环境明亮、通风、保暖、温馨。将病历书写、护理文书、质控管理、数据分析等大量医务工作由舱内污染区转移到舱外清洁区，有效降低医务工作者感染风险。

2. 实施执行。根据医疗队数量建设了6个工作单元，每个工作单元配置2台电脑、2台打印机，开通医疗网，安装了“医生信息系统”“护士信息系统”“OA 办公系统”“综合医务信息系统”等，满足医护工作者的各项业务需求。

3. 运维保障。建立全天候运维保障，确保“帐篷医务工作站”的软硬件及网络的稳定运行，医生、护士可以轻装上阵，随时到清洁区开展各项医务、管理工作，实现舱内舱外业务协同，助力提高工作效率、保障医护安全、加强质量控制。

（撰写人：贺乐平；审核人：夏慧琳）

案例11：全程腕带管理，筑牢患者安全防线

问题背景：革命历史博物馆方舱医院共计4层24个病区，东西方向伸延较长，大平层的构

造较少，二楼、三楼的区域划分较多，是拥有4500张核定床位的特大型方舱医院。医院患者随意性强，极易发生患者舱内随意流转，病历信息跟踪不到的问题。

解决思路：关键时刻，指挥部提出使用“腕带”管理，定人、定床、定位，精准核定患者信息，以此为基准核定病历系统。

具体措施及效果：

1. 应收尽收。舱外通过“出入院管理系统”扫描患者青城码采集患者基本信息，舱内进行腕带打印、佩戴。腕带标有患者姓名、住院号、病区、床位、入舱时间等关键信息以及可识别患者信息的二维码。患者凭腕带准确到达指定病区护士站报到。实现了快速入舱、床位分配等智能化管理，提高了入舱效率。

2. 应检尽检。腕带是每一位方舱患者的唯一“身份证”，保证了患者身份的准确性。医务人员通过识别患者腕带开展医疗、护理，后勤保障部根据腕带为患者发放暖心礼包、餐食等，尤其在核酸采样时通过腕带上的患者信息及入舱时间，准确判断患者是否满足核酸采集标准，降低了采样人员工作压力，减少了医疗资源浪费。

3. 应出尽出。规范出舱流程，执行“扫码出舱”。可以校验患者是否满足出舱标准，准确记录出舱时间等，指挥部随时掌握实际出舱和滞留患者相关信息，为科学施策提供依据，筑牢方舱患者安全防线。

（撰写人：项雪莲；审核人：夏慧琳）

案例12：发挥中药在新冠疫情救治中的重要作用

问题背景：根据前期各省抗疫经验，中药在新冠疫情救治中有独特的疗效。如何在特大型方舱中发挥中药救治的作用是一个重要课题。

解决思路：发挥中药救治能力，邀请名师给予专业指导，优化配方比例。

具体措施及效果：

1. 名师指导。此次方舱医院中医团队包括全国名中医、河北省中医院主任医师梅建强先生带领的河北中医师团队，张伯礼院士所在的天津中医药大学附属医院的中医师团队，以及托管医院内蒙古自治区人民医院的中医师团队。各支团队根据前期各地抗疫经验，结合内蒙古地区患者特点、气候特点，制定了符合内蒙古地区的抗疫方案，起到了对症治疗的良好效果。

2. 多种配方方案。针对方舱患者人数众多的现状，医疗队按无症状感染者、发热和有明显呼吸道症状患者、0~14岁儿童分类开方。运行中期又根据长期未转阴患者开具转阴药方。每日都有中医师入舱查房，及时根据患者情况调整处方。

3. 中成药的合理使用。根据患者医学观察期、临床治疗期，结合其乏力伴胃肠不适、乏力伴发热等临床症状，医工药学部提出金花清感颗粒、连花清瘟胶囊（颗粒）、疏风解毒胶囊（颗粒）、宣肺败毒颗粒、化湿败毒颗粒等中成药的合理使用方案，加强了患者的诊疗效果。

4. 中药配方颗粒。运行中期，医工药学部引入中药配方颗粒，既沿用了中药配方个性化给药的灵活性，又解决了中药汤剂熬制费时费力且难以运送，不宜在方舱内保存等多种难题。

（撰写人：杨乾；审核人：夏慧琳）

案例13：双院紧密联动，保障急危重症救治

问题背景：运行中后期，舱内收治的急危重症患者数量增多，转出环节多且困难重重，一时间难以按流程将患者转到定点医院收治，患者在此期间极易出现医疗风险。

解决思路：方舱医院的托管单位内蒙古自治区人民医院，是内蒙古地区大型三级甲等医院。经过方舱指挥部与托管医院党委沟通，托管医院作为方舱医院的有力后盾，全力提供救治力量与救治资源，保证患者得到有效救治。

具体措施及效果：

1. 迅速判断。对危急重症准确及时的研判非常重要。方舱医院医疗队设立了一支经验丰富的专家团队，一方面定期在各病区巡查，主动发现异常情况；一方面接到各病区的报告后组织专业研判，甄别急危重症。

2. 有效沟通。转运组在转运过程中，不断与医院接收科室、120转运车辆司机、发热门诊等进行沟通，让转运和抢救的各环节前置，最大程度地缩短中间时间。

3. 及时救治。托管单位进行责任压实，落实好相关单位和人员，如发热门诊、120急救、院感专家、医疗专家接收方舱医院患者政策，保证救治环节无死角。

经典案例：患者某某，核酸单次阴性当天出现胸憋、气短，立即开具胸部CT，示：气胸。紧急与定点医院联系未果。根据患者情况，立即联系托管医院，将患者转入内蒙古自治区人民医院发热门诊，及时对病人进行胸腔闭式引流。转运期间不断将患者信息提前告知发热门诊，保证以最快的速度解救患者，保障了患者的生命安全。

（撰写人：于磊；审核人：夏慧琳）

案例14：提升医疗质量是医院永恒的主题

问题背景：如战场一般的方舱医院，如何提升医疗质量。

解决思路： 依据方舱医院特点，建立医疗质量管理体系，发布医疗质量考核简报，助力医疗管理水平提升。

具体措施及效果：

1. 建立方舱医院的医疗质量管理体系。紧扣方舱医院医疗质量的核心，以“提升患者出院率”为原则，医务部联合舱内医疗队建立《方舱医院患者救治流程》《方舱医院收治标准》《方舱医院转院制度》等一系列工作制度，构建医疗质量管理体系。

2. 每日发布方舱医院医疗质量考核简报，对方舱医院全院医疗运行情况及24个病区的平均住院日、病床占用率、药物使用率、病历完成率、超七天患者数量、双阴未出区患者数量、应检未检情况等重点医疗质量相关指标进行监测、预警、分析、评估以及反馈。

3. 进行重点人群监测，尤其对超七天患者数量、双阴未出区患者数量等重点指标进行专项分析，将未出院人员明细及分析结果发布在微信群中，督促各病区重点关注，及时为符合出院条件患者办理出院手续并推送出院。经过一段时间的实践，双阴未出区患者大幅减少，由最初近300人降至近期60余人，提高了床位使用效率，保证了方舱医院高质量运行。

（撰写人：雷明；审核人：夏慧琳）

案例15：强化病历管理，提高病历书写质量

问题背景： 自2022年10月11日革命历史博物馆方舱医院开舱以来，先后成立了由河北医疗队和天津医疗队组成的救治工作组，以及巴彦淖尔市医疗队、通辽医疗队和内蒙古自治区人民医院医疗队共同组成的联合医疗救治工作组。来自不同医院的舱内医生对病历书写流程不熟悉，同时反映出传统病历模板并不适用于方舱病历的记录工作。因此，在多次病历质控的过程中暴露出各病区病历书写不规范的问题。

解决思路： 面对舱内医生在病历方面存在的困难和问题，联合医务部病案质控组本着知责于心、担责于身、履责于行的精神，加强与舱内医生沟通，积极寻求解决措施，全面提高病案质量，简化病案书写，优化病案模板。

具体措施及效果：

1. 规范病历填写。为规范方舱病历的书写，协助起草《方舱病历添加操作手册》，经上级领导同意且审核后下发到舱内各级医生。依照质量标准详细检查，对病历书写中出现的问题实时发现实时解决，广泛或频繁出现的问题及时与病区主任交流，共同商定解决方案及解决时限，每日对检查结果分区实时总结上报，帮助各病区医生养成良好的病历书写习惯。

2. 简化病历模板。在信息组的协助下，参照其他方舱医院病历书写规范，制作出一套适用

于本方舱医院病历的模板。新的方舱病历住院记录以及出院小结能够使医生更及时、便捷、准确地完成病历书写工作，提高病案质量。

3. 实际效果。节省各病区医生书写病历时间，简化方舱医院住院病历及出院小结模板，优化医护人员工作效率，减少舱内医患沟通，以保证各病区医生能够全身心投入到治疗工作中。

（撰写人：大阳；审核人：夏慧琳）

案例16：把志愿者团队打造成为医务人员的左膀右臂

问题背景：疫情期间各医院医务人员严重短缺，方舱患者众多，存在医患不平衡的情况；方舱医院收治的患者，大多是核酸阳性被当地疾控中心送入院的，被动入院后多有抵触情绪。

解决思路：组建志愿服务队，充分发挥无症状或轻症感染者作用，以“患者服务患者”“患者管理患者”的思路，培养一批又一批的志愿者团队，平衡医患比，捋顺医务人员与患者的关系，让志愿者团队成为医务人员的左膀右臂。

具体措施及效果：

1. 组建志愿者团队。针对舱内医务人员及其他工作人员短缺的情况，组织各楼层、各病区的无症状患者和轻症患者担任志愿者，工作内容包括生活物资及药械物资入舱与舱内转运、协助医护人员舱内服务、打扫各病区的环境卫生三个方面。

2. 及时补充和更新志愿者。弥补志愿者符合出院标准后离开方舱的岗位空缺，要及时补充更新这支队伍。另外，每一批新上岗的志愿者都要经过培训，让他们充分了解工作任务，确保服务质量。

3. 建立志愿者临时党支部。充分发挥志愿者中的党员、团员的引领作用，发展具有组织带动能力的志愿者担任楼长、各区组长。每日召开会议，解决志愿者当日工作中出现的问题，鼓励大家心往一处想，劲儿往一处使。舱内出现的患者情绪冲动问题多半是由志愿者团队平息，有效地提升了舱内管理的质量，避免了舆情的发生。

（撰写人：依兰娜；审核人：夏慧琳）

案例17：开通舱内热线，缓解患者诉求压力

问题背景：方舱运行初期，由于医疗环境与医疗条件不足，医疗人员与医疗流程有待磨合，舱内患者诉求多，传导环节多，反馈时间长，患者满意度低。

解决思路： 开通内蒙古地区唯一一家方舱舱内热线，缩短患者诉求路径，快捷解决患者问题；由指挥部领导负责，成立专班，热线工作者每日疏导患者，劝慰患者，做好政策宣传。

具体措施及效果：

1. 开通舱内热线。开设方舱医院四部热线电话，将号码印制成海报张贴在方舱各病区显眼位置，给患者一个沟通的桥梁，解决了之前被动从政府12345督办，反馈环节多路径长，患者诉求迟迟不能解决而引起的情绪升温问题。

2. 建立热线专班。方舱指挥部从内蒙古自治区人民医院抽调4名党员环节干部，专职负责热线接听与投诉受理。热线工作组与联合机制总指挥部和运行保障工作指挥部的19个管理部门建立了对接机制，及时、准确获取最新政策和工作执行标准，确保精准解答群众咨询的问题。专班工作者7×24小时坚守热线，确保方舱热线规范、有序、平稳运行。

3. 问题梳理与工作推动。热线专班每天分两个时段及时梳理舱内群众来电并进行数据统计和汇总分析，将群众提出的问题、建议通过每日医疗调度会及时反馈给指挥部，与各工作部门商榷沟通，有效地推动了各项工作的落实。如在第一个出舱高峰期，热线专班联合医务部及时了解政策，为患者解释出舱标准，记录符合出舱条件患者信息，及时向出入院大队推送信息，帮助多位信息登记有误的患者及时顺利出舱。

4. 耐心安抚，疏导患者情绪。热线专班树立为民服务理念，换位思考、主动作为，带着感情接听好每一次热线，真心实意做好每一次服务。如很多患者在康复期因核酸结果CT值在35上下波动而焦虑，热线工作人员细致学习核酸检测知识原理，耐心解答安抚患者，有效缓解舱内患者的情绪。

5. 利用服务热线进行政策宣传。充分发挥热线电话解决患者诉求的作用，做好政策宣传。如在收治患者高峰期，热线专班及时梳理问询频率最高的10项内容，包含核酸检测时间及注意事项、核酸检测结果解读、转舱条件和流程、出舱条件和流程、出舱安置转码等，汇总成《革命历史博物馆方舱小贴士》，通过方舱广播向患者广泛宣教，及时有效为患者解惑，更好地满足了患者的实际需求。

（撰写人：李家曦；审核人：夏慧琳）

案例18：制定发放标准，实现医用防护用品精准发放

问题背景： 医用防护物品是方舱医院各类工作人员以及患者的必备物资，也是防护交叉感染的重要保障。发放少，工作人员得不到有效防护；发放多，易造成国有资产浪费。医用防护用品如何发放、发放多少是方舱医院的重要课题。

解决思路： 制定方舱医院各类人员发放标准，明确不同岗位防护物资的领用种类；摸清

方舱医院各类人员底数和动态范围，根据岗位和工作量进行用量估算。

具体措施：

1. 摸清底数。方舱医院各类工作人员来源多，人员动态变化较大，同一支队伍里有多个不同的岗位。医工药学部详细记录方舱医院领用物资人员数量，每支队伍的岗位、职责、班次，以及不同时期各队伍的变动情况，摸清方舱各类人员的底数。

2. 制定发放标准。协同感控部，对各种人员及岗位进行分析，梳理出医务人员、运行保障人员、患者（含志愿者）三类11种人员及岗位的发放标准，以此作为发放依据。

3. 用量估算。为每支队伍确定固定领用人。每次发放时，依据上次发放时间和发放频率，结合发放标准进行用量估算，实现精准发放。

（撰写人：王刚；审核人：夏慧琳）

案例19：托管医院托底保障，应对方舱药械品种不全

问题背景：方舱患者人数基数较大，慢病患者人数较多，用药用械品种较为复杂，方舱医院托管医院基本用药采购目录和器械库存难以满足需求。

解决思路：托管医院托底保障。

具体措施及效果：

1. 药品管理。对于方舱医院托管医院基本用药采购目录内没有的品种，针对部分需求量较大的品种，方舱医院药房将药品需求申请提交托管医院药品采购部门，经过药品采购需求论证后，进行临时药品采购；针对个别患者用药，根据方舱医院药房目前配备品种及临床诊疗指南推荐情况，与方舱病区管床医生进行沟通，选择替代药品治疗。

2. 医疗器械管理。对于方舱医院没有备货的医用耗材，首先向指挥部申请；特殊医用耗材指挥部不能提供的，提交托管医院医学工程处申请，履行借调手续，由托管医院托底保障。

（撰写人：郭浩；审核人：夏慧琳）

案例20：巧用舱内志愿者解决药品配送难题

问题背景：方舱各病区经常发生找不到药房配送的药品，药品配送、转运问题沟通不畅。

解决思路：依靠舱内志愿力量完成药品转运。

具体措施及效果：由于方舱医院药房设置在清洁区，药品转运主要依靠舱内志愿者。

1. 首先应加强志愿者管理，提高志愿者工作责任心。同时，药房根据病区医嘱将药品转交

至固定接受地点后，在微信群里通知相关楼层病区及志愿者及时转运。

2. 此外，志愿者将药品转运至病区后应在微信群里及时回复。对于部分特殊药品，药房拍照后发送至病区药品调配微信群，及时告知相关病区注意接收药品，尽可能减少药品配送中间产生的沟通障碍。

（撰写人：郭浩；审核人：夏慧琳）

案例21：备用药品和抢救药品满足危急重症用药需求

问题背景：方舱医院体量较大，接收患者人数较多，由于药品配送不能及时到位，存在患者用药不及时的风险。

解决思路：为各病区提前储备应急处置包。

具体措施及效果：

1. 为了解决患者能够及时用药的问题，方舱医院药房根据COVID-19致病特点及相关并发症，为每个病区配备了一定数量的备用药品，从而保证患者能够及时进行药物治疗。同时，每个病区配置抢救车，抢救药品做到应配尽配。

2. 药房及时根据病区医嘱配送药品，每天上午、下午各设2个配送药品时间点，保证患者用药。

（撰写人：郭浩；审核人：夏慧琳）

案例22：在方舱医院开展药物真实世界研究

问题背景：在方舱医院开展评价贵州百灵“咳速停糖浆”治疗新型冠状病毒轻症/无症状感染者的真实世界有效性和安全性评价，部分医护人员临床研究意识与能力不足。

解决思路：选派有科研基础的医护人员加入本研究，加强人员培训，制定实施制度和操作规程，做好数据质控。

具体措施及效果：在抗击疫情的战场上，保证救治与科研工作同步推进，建设“科研方舱”，更好地服务于患者治疗是开展本研究的目的。

1. 为更加顺利地开展此项真实世界研究，医工药学部、医务部合作、联动，汇聚更多的科研力量融入到研究中，深入探讨与学习研究方案，并对如何顺利开展，保证科研数据质量，切实保障受试者的权益展开头脑风暴，制定了适用于方舱医院的临床研究制度和标准操作规程（SOP），对可能出现的风险制定了预案和管控措施。

2. 将电子病历系统进行优化，将计划收集的研究数据模板纳入系统中，缩短研究人员的录入时间，方便后期数据收集与整理，提高研究效率。

3. 选派两名临床研究质量质控人员对研究数据进行质控，及时发现数据问题并予以纠正。

本方舱医院开展的真实世界研究结果显示："咳速停糖浆"可改善新冠奥密克戎变异株感染引起的咳嗽、咽痛、乏力等症状。

（撰写人：乌日汗；审核人：朱丹丹）

案例23：用心做好闭环酒店保障工作，守护"逆行者"

问题背景： 疫情之下，社会面资源紧张，为一线防疫人员找到一个临时休憩的隔离酒店非常艰难，甚至可以说是"一房难求"。部分隔离酒店不符合闭环酒店的要求，成为新的感染风险点。

解决思路： 强化感染防控，建立闭环管理酒店标准；对照标准对不合规酒店进行改造，优化酒店管理制度和流程，全面统筹管理。

具体措施及效果：

1. 建立闭环管理酒店标准。在方舱医院感控部的指导下，对闭环管理酒店存在的风险点进行梳理，在日常消杀、电梯使用、空调使用、车辆使用等重点环节提出要求，建立了基于感染防控为中心的闭环管理酒店标准。

2. 优化酒店场所设置，对不达标酒店进行改造。酒店管理组按照闭环管理酒店标准，逐一对各闭环管理酒店进行改造、启用、规范化管理等工作。如在闭环酒店与邻近区域设置严密的硬隔离设施，人流、物流、空气流严格物理隔离，采取拉警戒线等方式设置醒目标识，减少无关人员靠近。各闭环管理酒店按要求设置了合理的功能分区和通道（"三区两通道"），对存在先天结构性缺陷的酒店，如"回字形"布局且内窗较多的酒店，管理组负责人在入住人员选择上反复推敲调整，且强化入住人员感控培训，要求做好自身防护。

3. 成立酒店"消杀天团"，有效阻断病毒传播。住宿保障组成立了自己的消杀队和环采队，旨在为"逆行者"创造良好的卫生安全环境，以有效防止和阻断病毒传播。成员们分别来自临床的护士、物业消杀工作人员以及医院感控人员，分组对各酒店开展消杀工作。环采队员按照感控要求定期对酒店各角落进行环境采样、物表采样，及时通报结果，有效地提高了消杀质量和消杀效率。

4. 强化入住人员培训，针对不同人群开展个性化培训。积极开展岗前培训入住教育，力争将疫情防控各项政策和封控管理落实到位，提升酒店管理组工作人员的感控意识。酒店管理组共组织感控培训5次，通过理论和实践相结合的培训方式，根据工作人员的专业背景及人员的岗位职责和工作内容确定培训重点，开展个性化培训，并对工作中发现的共性问题和隐患进行强化培训，培养所有人员风险管理意识，自觉落实各项感控措施，多举措、多角度做好一线人员的闭环管理和后勤保障工作。

（撰写人：朱丹丹；审核人：夏慧琳）

第五章 “红色”基因攻坚克难，“革命”方舱护佑生命

2022年12月10日17时30分，随着最后一批新冠肺炎患者出舱，由内蒙古自治区人民医院托管的革命历史博物馆方舱医院正式进入休舱阶段。

高效运行61天，单体最大方舱、开放床位最多、收治患者最多，零病亡、零事故、零返舱。革命历史博物馆方舱医院完成使命，褪去医院外衣恢复昔日模样，向党和人民交出了一张满意的答卷，在呼和浩特首次应对“奥密克戎”变异株的战“疫”中留下了浓墨重彩的一笔。

时间回溯，2022年10月8日，面对严峻复杂的疫情防控形势，革命历史博物馆方舱医院紧急建设启用。内蒙古自治区人民医院受命托管，10月9日，首批管理团队进驻革命历史博物馆方舱医院开始筹备运行。10月11日，革命历史博物馆方舱医院正式开舱，于当晚18时30分开始执行第一批收治任务，开启了高政治站位、高效率运行、高效能管理、高质量医疗、高标准保障的战“疫”历程。

一、一个指挥体系，汇聚多方合力

革命历史博物馆方舱医院开舱初期，面临建设时间短、收治任务重、人员组成复杂等各类问题，因缺乏工作磨合多头指挥而无法充分发挥战斗力。10月12日，内蒙古自治区人民医院党委书记率队全面托管方舱医院，因时制宜、因势而变，积极应对复杂局面，申请成立临时党委。10月14日，经内蒙古自治区卫生健康委机关党委批准，正式成立了由河北省援内蒙古医疗队、天津市援内蒙古医疗队、内蒙古人民医院托管方舱医院管理团队和呼和浩特市运行保障部门组成的革命方舱医院临时党委。临时党委切实担负起党和人民赋予的使命任务，对各项工作从政治上看、从政治上办，充分发挥把方向、管大局、作决策、促改革、保落实的重要作用。立即完善方舱医院党委领导班子分工职责，对委员具体工作进行了进一步细化优化，坚持每日召开党委会，并以例会的形式现场调度解决难题，每天形成会议纪要和工作简报，日清日结，协调解决舱内外、各工作组遇到的实际问题。各项工作迅速推进，新局面全方位铺开。

二、两套运行机制，内外高效联动

方舱医院运行初期，人员由天津、河北、内蒙古自治区直属和呼和浩特市属四方面组成。为确保安全、平稳、高效运行，方舱医院总指挥部建立了方舱医院四方联合机制，成立了联合机制总指挥部和运行保障工作指挥部，运营管理与运行保障并行，实现舱内外联动的高效运行。联合机制总指挥部统筹协调各项工作，为指挥部决策提供各项参考依据。市级领导下沉牵头负责运行保障工作指挥部，为方舱医院整体运行提供城管、消防、公安、保安、保洁、保供、应急、环保等第三方支持，解决托管医院在运行期间所遇到的各类保障问题。在临时党委的领导下，两部各司其职，各负其责，相互配合，保障工作有序运行。

三、三重困难挑战，统筹应对有方

革命历史博物馆整体建筑高度为47米，建筑面积共135775米^2。建筑规模庞大，内部结构复杂，病床数量多、分布不规则，医护人员有限，照护患者、秩序管理面临巨大挑战；立体方舱，空气净化流通和安全保障难度升级；改建前尚未交付使用，基础设施“先天不足”，北方初秋热入冬寒，水、电、暖等生活保障要求提高；重重挑战和困难接踵而来。临时党委秉承“发现问题立刻解决”的务实精神，直击难点、精准纾困，“边建设、边收治、边完善、边管理”，不断完善组织架构和运行机制，提升医疗救治和医疗管理水平，加强后勤保障和生产安全。派驻由分管院长牵头组成的舱内工作部，每日对舱内整体情况进行24小时现场巡查、研判、处理，有效稳定舱内各项秩序；医护人员按工作需要梯队配置，分楼层分区域设置管理责任人；热时加强通风，畅通方舱“呼吸道”，寒来增加保暖设施，向高层和病区，扩增空消机数量……临时党委带领全体党员群众“逢山开路、遇水架桥”，点面结合攻难点，内外联动解难题，达到了“零病亡、零事故、零返舱”的目标，圆满完成新冠感染者隔离救治任务。

四、四支硬核队伍，铸造坚强堡垒

呼和浩特本轮疫情是国内首现奥密克戎BF.7变异株，这场没有硝烟的战“疫”中，革命历史博物馆方舱医院临时党委带领“医护、感控、三保、管理”四支硬核队伍，铸成抗疫一线的坚强堡垒，坚决打赢疫情防控阻击战。方舱医院运行两个月期间，先后有天津市医疗队、河北省医疗队、巴彦淖尔市医疗队、通辽市医疗队、赤峰市感控医疗队、内蒙古自治区人民医院医疗队进驻工作，确保舱内患者日常诊疗及健康监测工作；方舱医院严格划分“三区两通道”，联合感控部统一指挥督导，加派感控人员，有效保障了方舱内医务人员和三保人员的安全，大大降低了院内感染风险；为确保各项保障工作落实到位，先后抽调公安干警、保安、消防、保洁消杀人员、物业人员、安保人员，全力保障各项工作平稳有序进行；内蒙古自治区人民医院相继派出政治素质过硬、综合能力强的管理团队进驻方舱医院进行日常管理，并由业务副院长带领专业素养强的医护人员，组成方舱医院舱内工作部，负责舱内综合巡查、医疗巡查、核酸采样等工作任务。在临时党委带领下，全体成员逆行而上，用行动守护初心，以坚守彰显担当，保证舱内患者生命安全、方舱有序平稳高效运行，取得方舱战“疫”的胜利。

五、五大特色亮点，运行效率显著

（一）全面加强党的领导

革命历史博物馆方舱医院临时党委成立了临时党总支、临时党支部、临时党小组，还创新成立患者临时党支部，党员干部带领舱内群众开展志愿服务活动。党组织实现全覆盖，党建引领任务落实。建立工作制度、健全工作机制，每日调度，重要时刻应急指挥，苗头情形快速预测预警和处置。

（二）问题导向积极应变

10月中下旬，社会面收治需求剧增，方舱医院接到上级指令后，在满负荷运转的情况下连夜扩增床位，成为收治病例最多、负荷最重的方舱医院；患者人数趋于饱和，各项工作负荷加重，临时党委及时组织招募舱内患者志愿者，协助完成物资餐食发放、环境保洁等日常工作；开舱十天后，面对患者繁杂多样的需求，增设24小时方舱热线，畅通患者与方舱的沟通渠道，倾力解决患者诉求，是本轮疫情中唯一设有舱内热线的方舱医院；面临国家紧急救援医疗队统一下线的需求，在内蒙古自治区人民医院本部快速召集组建医疗梯队，接手方舱医疗任务；方舱高位运行期，多次开展各类风险隐患大排查清查行动，排风险、堵漏洞，实现了安全事件零发生。

（三）强化医疗救治管理

为保障医疗安全，方舱医院健全管理体系，不断完善各项规章制度，优化相关处理流程，严格控制各环节质量管理，力争快速提高患者康复出舱率。为高效完成患者收治工作，方舱医院为患者订制独特“方舱身份证”——腕带，患者全程佩戴腕带，入舱不等待、出舱不滞留、在舱精准管理，形成诊疗闭环。为确保救治规范高效，方舱医院规范诊疗方案、设置抢救室，中医药治疗结合个性化诊疗。医疗队为患者的健康昼夜忙碌，查房巡访、健康监测、心理疏导、诊疗用药、应急抢救，牢牢守护人民健康，实现了舱内患者零病亡、零返舱。

（四）牢筑感控铜墙铁壁

院感防控是疫情防控工作的重中之重，方舱医院提级管理，感控部长由托管医院班子成员担任。对舱内临床工作和人员驻地进行各项感控督导工作，发现问题及时督促整改。对短时间进驻方舱的医疗队及警察、保洁、工勤等工作人员分层分类有序进行防控知识培训，组织方舱患者开展新冠肺炎科普知识竞赛，提高防控意识，普及防疫知识。

（五）革命精神薪火相传

托管医院内蒙古自治区人民医院始终传承着红色基因，在革命历史博物馆的抗“疫”战场上，与各方“战友”共同创下了有着历史意义、有着革命精神的防疫救治成绩。在这个战场上，没有旁观者，每一个人都是战斗的勇士。有抗疫队员歼灭病毒的英勇善战，也有医患拧成一根绳的团结奋战。红色基因已深深融入每个人的血脉，革命精神将激励着所有人攻坚克难、奋勇前行。

（撰写人：李佳曦；审核人：石向荣）